LE

CHARLATANISME

DÉMASQUÉ,

OU

LA MÉDECINE

APPRÉCIÉE A SA JUSTE VALEUR;

Par un ami de la vérité et de l'humanité.

Homo sum, nihil a me humani alienum puto.

TERENT.

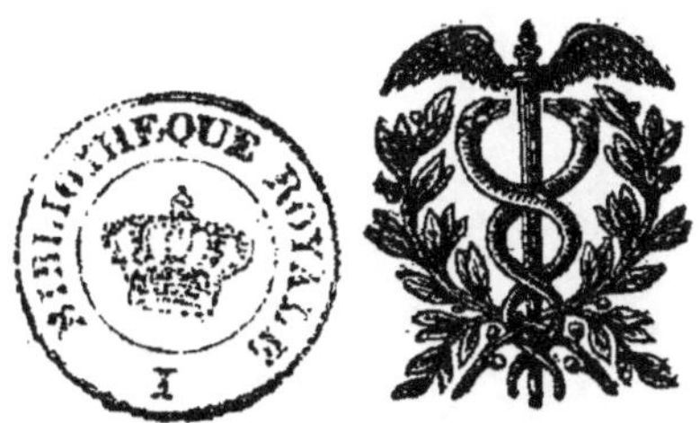

A ORLÉANS,

DE L'IMPRIMERIE DE Mme. V^e^. HUET-PERDOUX,

Rue Royale, n.° 94, près la place du Martroi.

1819.

INTRODUCTION.

QUAND sur les divers points de la France la plupart des suppôts du dieu d'Épidaure se sont ligués pour détruire et anéantir les effets d'une méthode de guérison aussi salutaire qu'elle est prompte et efficace, ce serait trahir les droits de l'humanité que de garder le silence et de ne pas employer tous les moyens capables de faire triompher la vérité des atteintes de l'injustice et de la jalousie. Quand une cause est essentiellement liée au bien-être de ses semblables, tout homme est autorisé à se mettre sur les rangs pour la défendre ; et ce serait une lâcheté impardonnable de se taire quand l'envie agite ses serpens et distille de toute part ses noirs poisons.

Certains médecins de Lyon et autres lieux, offusqués de l'éclat des guérisons sans nombre opérées en cette ville et sous leurs yeux ; effrayés de la nullité dans laquelle ils étaient à la veille de rentrer, ont ourdi entre-eux une trame qui ne fait pas l'éloge de la délicatesse de leurs principes. Ils ont dit : « Quel » est donc ce novateur qui met l'art de guérir » à la portée de la multitude ? C'est à coup » sûr un intrus, un aventurier, un charla- » tan, un empyrique : de quel droit, à cent- » vingt lieues de sa résidence, s'avise-t-il de » guérir des malades que nous avons aban- » donnés ou déclarés équivalemment incura- » bles, et à l'égard desquels a échoué toute » notre science ?

» Laisserons-nous entamer quelqu'un de
» nos antiques principes, quelqu'une de ces
» formules avec lesquelles nous avons prati-
» qué jusqu'à ce jour? Ici, il y va de la con-
» servation de notre état. Circonvenons l'au-
» torité ; et l'autorité qui ne verra que par
» nos yeux, parce qu'elle ne voudra pas voir
» avec les siens, sera forcée d'adhérer à nos
» rapports. Puis, en droit et en raison, nous
» les ferons répéter par les cent bouches de la
» renommée. Les journalistes toujours avides,
» toujours affamés de nouvelles, afin de rem-
» plir le vide de leurs colonnes, s'empareront
» de l'anecdote. Nos confrères, journal en
» poche, la colporteront, la commenteront
» avec ce ton d'importance qu'affichent
» ceux qui se sont assurés par anticipation
» que les réclamations ne pourront trouver
» place dans les feuilles publiques. Quel
» moyen plus sûr pour en imposer à un cré-
» dule vulgaire et atteindre le but qu'on se
» propose ! »

C'est à l'effet de faire connaître et sentir l'odieux d'une conduite si fort en opposition avec la vérité, qu'on soulèvera seulement un coin du voile qui couvre les manœuvres de ces hommes qui fondent leur espoir sur les infirmités humaines. Cet écrit, composé à la hâte, jettera un certain jour sur les faux-fuyans, les tours d'adresse, les jongleries dont ils font usage pour intercepter l'éclat d'une vérité qui dérange leurs combinaisons autant qu'elle intéresse le bonheur de l'espèce et le soulagement de l'humanité.

LE CHARLATANISME DÉMASQUÉ,

OU

LA MÉDECINE APPRÉCIÉE A SA JUSTE VALEUR.

CHAPITRE PREMIER.

De l'état actuel de la Médecine.

LORSQU'ON veut citer les grands maîtres de l'art, on ne manque pas de mettre en avant Hippocrate et Galien. Il semblerait que la conservation de l'espèce soit dans une dépendance absolue de ce qu'il a plu à ces grands fondateurs de la médecine appeler *des principes*. Mais de leur tems, comme de nos jours, l'art de guérir n'a-t-il pas flotté dans le vague de l'incertitude ou dans le tourbillon des conjectures? Eh! quelle tête assez fortement organisée pour le calcul, oserait se flatter d'énumérer cette foule innombrable de systèmes différens, ou opposés, avec lesquels les médecins ont exploité l'espèce humaine? Depuis un siècle seulement les systèmes se sont succédés avec une rapidité qui passe toute imagination. La médecine du siècle qui commence n'a rien de commun avec celle du siècle qui vient de finir. Quelques praticiens, (et c'était le plus grand nombre) au commencement des maladies aigües, admettaient le système des évacuans, qu'ils réitéraient un certain nombre de fois, et leurs malades s'en trouvaient bien. Aujourd'hui on a adopté une marche diamétralement opposée. Toute évacuation humorale est proscrite ; à peine se permet-on un émétique qui peut quelquefois faire un peu de bien et souvent beaucoup de mal, en mettant les humeurs en mouvement sans les expulser du corps malade. Les calmans, les adoucissans, les absorbans, la saignée, la diette, voilà la méthode en faveur. Avec les loks, le lait d'ânesse, les sucs ou jus d'herbes, les bains, l'opium, un homme muni d'un diplôme peut dire à la face de l'univers, *je suis médecin.* Qui peut percer les profondeurs de l'avenir, et dire combien de tems durera cette damnable routine? Mais comme elle laisse couler lentement le malade dans la tombe, il y a toute apparence qu'elle jouira encore long-tems d'une faveur qui se concilie à merveille avec l'intérêt pécuniaire des suppôts d'Esculape.

Il n'y a pas un seul médecin de bonne foi qui ne convienne que la médecine n'ait été jusqu'à ce jour une science purement conjecturale, quoique fondée sur quelques observations. Les plus véridiques d'entre eux avouent que la nature en fait plus à elle seule (quand le malade ne succombe pas) que tous les médicamens qui lui ont été administrés. Vingt mille volumes au moins, dont se compose la collection des ouvrages écrits dans les différentes langues sur le grand art de guérir n'ont contribué, jusqu'à ce jour, qu'a répandre des lumières sur l'anatomie.

On connaît parfaitement toutes les pièces de la merveilleuse machine dite *corps humain.* Tous les os, les moindres osselets ont été décrits avec une précision, une exactitude qui ne laisse rien à désirer. Toutes les veines, les artères, les artérioles, les muscles, les fibres, les fibrilles ont leur nom et jusqu'à leur surnom. La chirurgie y a gagné et est portée jusqu'à son plus haut degré de perfection. Les hommes qui se sont livrés à ces travaux utiles ont bien mérité de la science et de l'humanité. Mais qu'importe à un malade retenu dans son lit par toute autre cause que par fracture, luxation, dislocation ou entorse, une brillante nomenclature et de savantes descriptions ? Que font à sa situation les connaissances chirurgicales, lorsque sa maladie procède d'une cause interne? La chirurgie est nécessaire, sans doute; mais combien de circonstances où l'on pourrait se dispenser d'y avoir recours? Combien d'opérations, aussi douloureuses en elles-mêmes que l'appareil en est effrayant, n'éviterait-on pas, si on voulait se rattacher au principe unique de la cause de toutes les maladies auxquelles le corps humain est assujéti ? Combien de bras, de jambes, coupés par suite de plaies et d'ulcères, seraient restés dans leur place naturelle, si tant d'habiles amputateurs eussent mieux compris que le foyer des humeurs est au centre et non aux extrémités, et qu'en agissant ainsi, c'est vouloir arracher l'arbre par ses branches ? L'art de guérir les maladies internes, ainsi que les plaies et ulcères qui proviennent de la même cause, depuis deux mille ans n'a pas fait un pas en avant ; et l'on peut affirmer qu'il a tourné dans un cercle étroit pour revenir à son point de départ. Honorons Hippocrate et Galien pour les services qu'ils ont rendu à l'humanité ; que les praticiens les consultent à loisir ; mais il est un maître plus savant, plus éclairé : la théorie appuyée sur l'expérience.

CHAPITRE II.

Exposition d'une vérité fondamentale.

La Grèce antique a produit de grands génies; des hommes qui ont répandu de grandes lumières sur les divers genres de science et d'art auxquels ils se sont appliqués. A ce titre ils ont acquis des droits à notre reconnaissance et à notre estime. Mais prétendre que les anciens n'ont rien laissé à découvrir à ceux qui devaient, dans le laps des siècles, ne venir que long-tems après eux, ce serait commettre une injustice envers l'espèce humaine et vouloir paralyser la faculté que l'homme a reçue de celui qui est l'auteur et le principe de tous les dons. La philosophie d'Aristote, qui pendant des siècles entiers a été uniquement et universellement admise et enseignée dans nos écoles, a disparu à la lueur du flambeau que les Galilée, les Descartes, les Newton, ont fait briller aux yeux de leurs contemporains. Les vives lumières qui jaillirent de toutes parts dissipèrent les ténèbres épaisses dont la science était enveloppée. A la voix de ces hommes supérieurs en leur genre à tout ce que la Grèce avait produit, l'ignorance frémit, elle se coalisa : elle fit tout pour circonvenir l'autorité; et si les monumens historiques les plus incontestables ne déposaient sur un fait de cette importance, sous le plus beau règne de nos rois, dans le siècle de Louis XIV, on eût vu la doctrine du philosophe de Stagire maintenue en vertu d'un grave arrêt du Parlement, qui était alors le suprême tribunal. Tant il est vrai de dire que ceux qui font des lois sur des objets étrangers à leurs lumières sont exposés, non-seulement à l'erreur, mais encore à se couvrir d'un ridicule dont rien ne peut les laver aux yeux de la postérité. Rien n'empêcha toutefois que par suite des trames ourdies, et des persécutions suscitées par leurs ennemis, Descartes n'ait été forcé de quitter sa patrie et d'aller mourir dans une terre étrangère; que Galilée n'ait été précipité dans les cachots de l'inquisition, que ses mains n'aient été chargées de fers pour avoir enseigné une doctrine alors taxée d'hérésie, et reconnue aujourd'hui comme une vérité démontrée d'après toutes les observations astronomiques.

Plus heureux parmi les médecins que ne l'a été Aristote parmi les philosophes de l'avant-dernier siècle, Hippocrate a conservé un crédit, une espèce de pouvoir qu'on n'a pas craint d'enlever au précepteur du vainqueur de l'Asie. On serait tenté de croire qu'Atropos avait exclusivement, et pour jamais, remis ses ciseaux dans ses mains. C'est Hippocrate que l'on cite, toujours Hippocrate : on ne jure que par Hippocrate. Commande-t-il de répandre le sang jusqu'à l'eau rousse, il est aveuglément obéi. A la vérité, l'instrument acéré et tranchant n'est plus déployé sous les yeux du malade, ou du valétudinaire; mais de sales reptiles sont là, tout prêts à sucer le sang de leurs victimes; et malheur à l'adepte audacieux qui oserait prendre la contradictoire d'un aphorisme! il serait bientôt écrasé sous le poids des anathèmes des partisans de l'antique routine. Il aurait la douleur de se voir exclu pour jamais de l'honneur de siéger dans ce que nous appelons *sociétés savantes*, *cercles* et *jurys médicaux*. Il est si doux, si commode, si agréable de trouver une opinion toute faite : on est dispensé de réfléchir. On suit l'ornière tracée, au lieu de consulter la nature et de prendre des leçons de l'expérience.

Malgré quelques découvertes utiles, on peut affirmer que, dans un siècle de lumières, la médecine est restée en arrière, et qu'elle y restera encore longtems, à moins qu'elle ne dépose ses antiques préjugés et qu'elle n'ouvre les yeux à la vérité qui lui est offerte.

Mais où la trouver cette lumière? Un homme a paru vers la fin du dernier siècle ; un homme de qui l'on peut dire qu'il semble avoir pris la nature sur le fait; eh bien ! cet homme a osé tenir ce langage à la classe nombreuse des médecins :

« L'art que vous avez exercé jusqu'à ce jour, cette » science qui se rattache de si près à la conservation » et au bonheur de l'espèce, ne reposait sur aucune » base solide. Vous n'avez travaillé que d'après des » systèmes journellement contredits par ceux qui » exerçaient la même profession que vous. Il est » tems que les systèmes disparaissent pour faire place » à des principes appuyés sur l'expérience et sur les » faits. Ce principe est simple comme la nature : » toutes les maladies auxquelles le corps humain est » assujéti dérivent d'une cause unique. Cette cause, » ce sont les humeurs gâtées, corrompues, putréfiées qui, en raison de l'intensité de putréfaction, » déterminent des accidens plus ou moins graves. » Tant que vous n'expulserez pas le germe des humeurs gâtées et pourrissantes, vous ne guérirez jamais personne. Allez donc, à l'aide des purgatifs » analogues et convenables, chercher la cause là où

» elle est : chassez-la; si le mal résiste, soyez plus opi-
» niâtre que le mal : ne vous rebutez pas aux pre-
» mières tentatives ; ne vous découragez pas, atta-
» quez de nouveau; attaquez de rechef, jusqu'à ce
» que vous ayez triomphé de son opiniâtreté et que
» votre malade jouisse, sinon de tous, au moins des
» principaux caractères de la santé. »

Quel a dû être l'étonnement de plus de vingt mille médecins répandus sur la surface de la France, lorsqu'ils ont entendu proclamer une vérité de cette importance, et plus amplement développée dans le Traité ayant pour titre, *la Médecine curative de Le Roy*? Quel a dû être l'excès de leur surprise, lorsqu'un homme ignoré, inconnu jusqu'alors, s'est avisé de déchirer d'une main hardie le voile épais des antiques préjugés? Lorsqu'ils ont entendu, d'une extrémité à l'autre de ce vaste royaume, des milliers de malades publiant hautement des guérisons de maladies réputées incurables, qu'ils ne devaient qu'au traitement basé sur ces principes? Alors toutes les passions sont montées au plus haut point d'exaspération. Les partisans d'une méthode aveugle et routinière ont poussé les hauts cris, parce qu'ils se sont trouvés blessés dans leurs plus chers intérêts. Ils ont fait ce que firent les antagonistes de Harvée, auteur de la découverte de la circulation du sang; ce qu'ont fait les antagonistes de Christophe Colomb, après qu'il eut découvert un nouveau monde. Ils ont cherché à circonvenir l'autorité, à profiter de l'ascendant que leur accorde une aveugle crédulité ; ils ont menti à l'expérience, à l'évidence, à leurs propres lumières. Ils ont dit dans leur arrière-pensée : Périsse l'espèce plutôt que de jamais démordre, et de rien relâcher de ce qu'ils appellent *les principes*. Accoutumés qu'ils sont à exercer sur les corps malades une sorte d'empire despotique, ils ont vu avec peine le sceptre de la mort prêt à se briser dans leurs mains ; une savante nomenclature obligée de pâlir devant le gros bon sens d'un simple paysan qui sait lire et qui comprend ce qu'il lit. Dans un dépit secret, ils ont dit, comme les Pharisiens, après la résurrection de Lazare : Que deviendrons-nous? Nos bénéfices diminuent. Tout le monde court après lui ; armons-nous pour la défense commune, et arrêtons, par tous les moyens possibles, les progrès d'une si perverse doctrine.

CHAPITRE III.

Exposé des manœuvres de certains Médecins pour anéantir cette méthode.

Frappés d'un juste étonnement à la vue des malades traités par eux sans succès et radicalement guéris par l'efficacité d'une méthode nouvelle ; humiliés par le témoignage non suspect d'hommes qui leur disaient : « J'étais malade et bien malade : vous le » savez. J'ai suivi la méthode de traitement, telle » qu'elle est indiquée dans le livre qui a pour titre *la* » *Médecine curative de Le Roy*, et aujourd'hui je » suis guéri. » Ces mêmes médecins ont commencé par montrer un peu d'humeur. Dans l'espoir que de tels succès ne se soutiendraient pas, ils ont dit, *il en sera de cette méthode comme de tant d'autres qui l'ontprécédée*. Mais quand un succès n'en attend pas un autre ; lorsque les guérisons se suivent avec une rapidité étonnante, il a fallu opposer une digue à ce qu'ils appelaient le torrent de l'erreur. Dans différentes villes, ils se sont réunis collégialement; ils ont tenu des assemblées, afin de se concerter sur les moyens d'atténuer le mérite de guérisons dont ils ne pouvaient contester l'existence. Ils n'osaient pas dire ouvertement à tel malade guéri, *vous vous faites illusion sur votre état actuel.* Comment lui persuader qu'il n'est rien moins que guéri, lorsque toutes les fonctions animales se font régulièrement, lorsque le sommeil est doux et paisible, lorsqu'il trouve goût aux alimens dont il fait usage? N'importe. On essaiera de le circonvenir, ou l'on insinuera adroitement à ses alentours, qu'une pareille guérison pourrait bien avoir les plus fâcheux résultats ; qu'une guérison prompte n'est jamais sans danger; que c'est une témérité d'adopter aveuglément une méthode repoussée par les grands maîtres de l'art et contraire à tous les principes. C'est ainsi que, profitant de l'ascendant qu'ils exercent sur certains esprits, ces mêmes médecins ont essayé de frapper les imaginations faibles, et de substituer de vaines terreurs au sentiment de la santé sur laquelle il est impossible de se faire illusion.

Cette manœuvre, à l'égard de laquelle se sont accordés certains médecins presque sur tous les points de la France, semblait être de nature à ralentir la marche trop rapide de succès journaliers et plus étonnans les uns que les autres. En effet, il est tant d'hommes qui sont bien aises qu'on veuille penser pour eux! Aveuglément confians, quand le Docteur a prononcé, il n'y a plus de réflexion à faire; ils s'imaginent bonnement marcher dans les voies de la Providence, et le médecin sourit tout bas de leur bonhomie, pour ne pas dire de leur aveugle crédulité.

Cependant, malgré l'obstacle des vaines terreurs qu'on s'est efforcé d'insinuer, *l'erreur* continuait de se propager. Les campagnes, aussi bien que les villes, profitaient du bienfait de guérisons promptes et radicales. Les visites au-dehors devenaient moins fréquentes; les cabriolets ne broyaient plus, comme de coutume, le pavé des villes : la plupart des pharmaciens, l'herboriste, jusqu'au médecin qui juge d'après l'inspection de l'urine, se prononçaient contre cette méthode, et criaient à qui mieux mieux.

Quelle digue opposer à cette espèce de fanatisme? C'est une horreur ! c'est un scandale ; c'est une abomination! aux grands maux il faut de grands remèdes : eh! qui sait mieux les administrer que ces hommes qui se regardent comme exclusivement en possession du titre pompeux de conservateurs de l'espèce humaine, et qui croient bonnement, ou qui font semblant de croire qu'on ne doit vivre et mourir que sous leur bon plaisir et en vertu de leurs ordonnances ?

Ne nous éloignons pas trop de notre sujet.

Quand un malade a été assez heureux pour recouvrer le bienfait de la santé, on tenterait vainement de lui insinuer que sa guérison et son état actuel de santé soient le pronostic assuré d'une rechûte prochaine et inévitable. Lorsqu'il compare son état passé avec son état présent, le sentiment du bien-être le rassure contre les vaines terreurs dont on aurait essayé de le frapper. Non content de jouir du premier des biens terrestres, il semble inviter ses semblables à partager sa joie; et pénétré de reconnaissance pour celui qui le lui a rendu, il publie à haute voix l'efficacité d'une méthode sans laquelle il eût gémi long-tems sous le poids de ses infirmités. La commisération, ce sentiment si naturel à tous les êtres souffrans, le porte à s'attendrir sur le sort de ceux qui, comme lui, sont victimes des souffrances qu'il a endurées. C'est par la fréquence et la multiplicité des guérisons que la vérité a percé malgré les nombreux obstacles qu'elle a rencontrés.

En effet, comment imposer silence à des épileptiques, a des paralytiques, à des gouteux, à des hommes tourmentés des plus affreuses coliques et de diverses autres maladies? Comment récuser le témoignage d'hommes qui ne sont unis par aucun intérêt, sinon l'amour de la vérité, et qui publient hautement qu'ils sont uniquement redevables de leur guérison à l'efficacité de cette méthode de traitement? En faut-il davantage à des hommes, amis du vrai et du progrès des lumières, pour les déterminer à examiner et constater les faits, seul moyen d'étendre la sphère des connaissances utiles? Mais on aime mieux élever entre soi et la vérité une haute muraille de séparation; il est beaucoup plus simple et plus expéditif de fatiguer l'autorité par des rapports faux et mensongers; de recourir à l'expédient des visites domiciliaires, comme si tout citoyen n'avait pas le droit de donner sa confiance à tel médecin plutôt qu'à tel autre; de faire confectionner les médicamens qu'il a prescrits par tel pharmacien qu'il juge à propos de choisir; de conserver ces mêmes médicamens dans sa maison, tant pour soi que pour les siens. Pourrait-il même, chez un peuple policé, exister une loi dirigée contre l'intermédiaire bénévole et obligeant qui, afin de diminuer les frais de transport toujours dispendieux, se concerterait avec ses amis pour leur transmettre, à moindres frais possible, les médicamens que ce médecin aurait fait confectionner pour eux et à leur intention.

C'est cependant à ce droit si simple et si naturel que certains suppôts de la Faculté ont vainement essayé de porter atteinte. Ne les a-t-on pas vus dans plusieurs de nos cités, former des conciliabules, fatiguer les magistrats et les chefs des administrations pour arrêter la marche trop rapide d'une méthode qui dérangeait bien des combinaisons? Jusques dans les tribunaux, où plusieurs d'entr'eux avaient été appelés pour éclairer la conscience de certains magistrats, n'ont-ils pas menti à la face des lois, en qualifiant du nom *de poison actif*, et *très-actif*, des médicamens confectionnés par un homme de l'état, en toute conformité aux règles de l'art pharmaceutique?

Hommes de peu de bonne foi, lorsque vous avez été interpellés sur la nature et la qualité de ce prétendu poison, n'avez-vous pas répondu que vous ne le connaissiez point? et vous voudriez, sur une allégation aussi vague, aussi dénuée de fondement, aussi odieuse, obtenir une confiance aveugle et illimitée! Quand la calomnie montre son front à découvert, ses traits ont quelque chose de trop hideux et de trop repoussant pour se concilier des suffrages et faire des prosélites.

Antagonistes aussi ardens que vous êtes implacables, haïssez la vérité, vous en êtes bien les maîtres, personne n'a le droit de vous en empêcher; mais autre chose est de la haïr et de la persécuter; autre chose de la détruire et de l'anéantir : elle subsistera malgré vous. Plus vous redoublerez vos efforts, plus vous montrerez la faiblesse et l'inutilité de vos moyens. Rien ne peut détruire une vérité de fait et d'expérience, surtout quand elle se rattache à la délivrance des maladies ou des souffrances qui sont le triste apanage de la condition humaine.

CHAPITRE IV,

Dans lequel la vérité précédente est plus amplement développée.

Si la méthode dont on fait ici l'apologie ne trouvait des partisans que dans quelque bourgade perdue, ou dans quelques villages obscurs, on pourrait contester l'évidence des faits qui lui servent d'appui. On se croirait fondé à prodiguer ces expressions bannales et plus qu'insignifiantes, à l'aide desquelles on croit avoir tout dit quand on a prononcé emphatiquement le mot *charlatanisme*. Mais lorsque nos plus grandes cités retentissent des cris de la surprise et des acclamations de la reconnaissance, il faut, de gré ou de force, céder à l'évidence des faits. On se contente alors de disputer le terrain pied à pied ; on profite d'une position avantageuse et on s'y tient cramponné le plus long-tems possible jusqu'à ce qu'on soit forcé de quitter ce retranchement. On se concerte pour trouver les moyens les plus propres à reculer la défaite, tels que le mensonge, la cabale, l'intrigue, l'astuce, la perfidie; on circonvient l'autorité et l'on ne craint pas d'adopter pour règle de conduite, un adage que l'infâme Machiavel aurait repoussé avec horreur : *la fin justifie les moyens.*

C'est ce qui est arrivé déjà en plus d'un endroit et ce qui vient de se renouveler dans la seconde ville de France. Lyon et ses environs comptaient par milliers le nombre des malades guéris sans l'intervention, ni la participation des médecins du pays. Grande rumeur, grand tapage, grand scandale! Quel est donc, ont-ils dit, cet espèce de novateur qui, à plus de cent lieues de sa résidence, sur le simple exposé de la situation des malades, de l'origine de leur maladie, s'avise de leur prescrire des évacuans dont l'usage assure, sinon une guérison complète au moins un notable soulagement? Encore, s'il les faisait confectionner par nos pharmaciens, nous pourrions hasarder nos observations; mais il les envoie tout confectionnés par un pharmacien de Paris. Or, voilà ce qui s'appelle *un bouleversement de principes*, *une violation manifeste des lois.* Frappons l'oreille de l'autorité; appelons-la à notre secours. Tous les jours elle réclame nos services, elle ne verra que par nos yeux, et penchera facilement du côté des usages reçus et des préjugés en vigueur.

Il ne suffit pas de former un plan, il faut attendre du tems et des circonstances les moyens d'exécution; et dans un pays où cette méthode avait obtenu, surtout dans la classe moyenne, une confiance presque générale, l'occasion ne pouvait manquer de se manifester. Ce serait bien le plus étonnant des phénomènes, que, sur le très-grand nombre de malades qui, dans Lyon, se traitent selon cette méthode, il n'y en eût pas quelqu'un qui payât le tribut à la nature. Or, c'est sur un de ces malheureux individus, attaqué d'une maladie chronique, et qui avait résisté à tous les traitemens ordinaires, qu'ils se sont jetés avec l'avidité des vampires, pour y trouver la matière d'une inculpation également odieuse et mensongère.

Mettons de côté l'échafaudage des expressions dont

le journal de Lyon a retenti le premier, et que ses dignes confrères ont répétées à l'envi et servilement copiées jusques dans le dernier journal de département. Abordons le fond de la question en discutant le fait.

D'après l'autorité, dit le journaliste, il a été procédé à l'ouverture du cadavre d'un nommé *Jolivet*, mort subitement à l'âge de quarante-cinq ans ; et les médecins ont déclaré, dans leur procès-verbal, que cette mort subite devait être attribuée à l'action d'un purgatif très-violent, d'un nommé *Le Roy*. Bien entendu que les qualifications d'empyrique, de charlatan, ne sont pas épargnées, et le tout est saupoudré d'une dose d'expansion philantropique qui laisse entrevoir que l'amour seul de l'humanité leur impose l'obligation, le devoir sacré de prémunir les malades contre la violence de ces remèdes secrets, distribués *clandestinement, en contravention* aux lois, et sans le *concours* d'un médecin *prudent* et *éclairé*.

Cet article, dans lequel il est facile de reconnaître la touche d'un suppôt d'Esculape, donne ouverture à diverses observations. *C'est d'après l'autorité*. On ne la nomme pas. Y a-t-il une partie civile plaignante? Est-ce l'autorité administrative? Est-ce l'autorité judiciaire? L'individu est-il mort pendant l'action du remède, ou un certain laps de tems après en avoir fait usage? C'est ce qu'il importait au public de savoir. Après avoir monté l'imagination d'une famille contristée par la mort de son chef (chose plus facile à faire que de guérir un malade), on arrive en nombre compétent. Plus le cortége est nombreux, plus l'impression est vive et profonde sur l'esprit d'un crédule vulgaire. Docteurs en médecine et en chirurgie, élèves portant comme en triomphe leurs instrumens, officiers publics ouvrant ou fermant la marche. On procède à l'ouverture du corps du défunt; on verbalise ensuite en termes plus ou moins scientifiques; on voit tout ce qu'on veut voir, et même ce qui n'est pas. Cest, à proprement parler, la bouteille à l'encre. On fait observer à tel agent du pouvoir délégué *ad hoc*, que tel viscère racorni, abcédé, obstrué, ne peut l'être que par telle ou telle cause. On se raccroche à tout. Une goutte de sang extravasé sous le scalpel inexpérimenté de l'élève admis à l'honneur d'opérer sous les yeux des matadors de la Faculté, devient un argument péremptoire et démonstratif pour des hommes qui ont juré d'avance de faire un rapport dans le meilleur sens de leurs intérêts. On clôt le procès-verbal, dans lequel on n'a pas honte d'assurer que la cause, la grande cause, l'unique cause de la mort de l'individu se rattache à l'usage qu'il a fait des médicamens dont il est question, quoique prescrits et confectionnés par des hommes revêtus du titre voulu par la loi.

Ce serait bien le cas de demander ici à ces prétendus amis de l'espèce humaine s'ils ont la présomption de penser qu'ils seront crus sans examen et sur parole, et que tant de milliers de malades guéris sous leurs yeux comme sur tous les points de la France, passeront tout-à-coup de la reconnaissance à l'ingratitude? Quoi! les plus habiles médecins craignent de se compromettre quand ils sont appelés juridiquement pour constater la cause de la mort d'un individu, soupçonné mort par l'effet du poison? Ceux d'entre eux qui ont puisé aux vraies sources de la science avouent, (à moins que le poison n'existe en nature dans la capacité de l'estomac) qu'ils n'ont plus de guide sûr quand une fois il a passé dans la circulation, parce qu'alors ils en perdent la trace. Rien n'a empêché cependant, que d'un ton qui ne convient qu'à l'envie de nuire, ils n'aient crié bien haut *à l'empoisonnement*. Ils ont vu..., quoi? un cadavre et rien de plus. Du poison!... Peut-on voir ce qui n'existe pas? Si ces calomniateurs déhontés voulaient tirer parti des connaissances chimiques dont, en mainte occasion, ils font un si pompeux étalage, qui les empêcherait de décomposer ce prétendu poison et d'en faire connaître la nature et les dangers? Ils l'ont fait; et le résultat de leurs opérations, là où l'épreuve a été tentée, n'a abouti qu'à confirmer la déclaration que fait l'auteur aux pages 80 et 81. Si, ainsi que vous vous en targuez aux yeux d'un sot vulgaire, vous avez pénétré dans le sanctuaire de cette science si fort à la mode, vous auriez dû y apprendre que les poisons tuent et ne guérissent jamais personne. Toutefois donc que dans les journaux, que vous avez su mettre dans vos intérêts, ou dans les cercles peu instruits où vous exercez une domination qui ressemble un peu au despotisme, vous avez accrédité ce mensonge, vous prouvez à l'homme à qui il faut tout autre chose que des paroles, que vous n'avez vu qu'à travers le prisme trompeur de l'intérêt froissé et de l'orgueil humilié. Convenez que vous détournez les yeux, quand vous rencontrez dans les rues des ci-devant malades que vous n'aviez pu guérir et qui se portent bien. Convenez encore que vous n'aimez point à voir un *déficit* dans vos bénéfices, ni une diminution dans la clientelle. On a un train, un état de maison. *Item*, il faut vivre, fût-ce aux dépens des pauvres malades;

et le médecin ne vit pas avec ceux qui se portent bien.

Il me semble entendre des divers points de la France tant de milliers de malades infructueusement traités d'après vos ordonnances, vous adresser en ce moment ce langage :

« O vous, qui êtes les auteurs de cet inique rapport,
» rentrez un moment dans vos consciences, et veuillez
» bien nous assurer que c'est le pur amour de l'huma-
» nité qui vous a inspiré cette démarche. Lorsque les
» cent bouches de la renommée ont répété vos ca-
» lomnies à l'envi, pour ainsi dire, le même jour et
» à la même heure, pourrez-vous venir à bout de
» faire croire qu'il n'y avait pas là un concert, un
» accord, un pact de société? N'est-ce pas, ou jamais
» le cas, d'appliquer cet adage qui n'a rien perdu de
» sa vérité ni de sa franchise pour avoir traversé des
» siècles : *nimia cautio dolus*. L'excès de précau-
» tions est la preuve de la fourberie. Avec, ou sans
» raison, vous avez cité l'exemple d'un homme mort
» subitement. Mais pourquoi ne citez-vous pas de
» même des milliers de guérisons opérées dans Lyon
» et ses environs, sur des malades que vous aviez
» abandonnés, et dont l'existence prolongée sous vos
» yeux est la preuve non équivoque et subsistante de
» l'insuffisance de vos moyens, mis en parallèle avec
» ceux employés par l'auteur de la *Médecine cura-*
» *tive?* Vous voulez que nous ne vivions que sous
» votre bon plaisir. Soit, nous nous y soumettons ;
» mais du moins remplissez votre mission. Faites-
» nous vivre, en nous délivrant des infirmités qui
» nous conduisent au tombeau, ou au moins en allé-
» geant ce fardeau si pénible à porter. Si cette tâche

» excède vos facultés et vos forces, ah! du moins
» laissez-nous nous guérir à notre guise, et ne venez
» pas troubler notre tranquillité, en nous effrayant
» par des terreurs imaginaires, en nous menaçant
» des effets terribles qui doivent suivre notre gué-
» rison; en faisant retentir sans cesse à nos oreilles
» les mots de *poison lent*, *poison actif*, selon qu'il
» vous importe d'user de ces expressions plus ou
» moins capables d'affecter l'imagination d'un
» convalescent. »

Ce langage, adressé littéralement à plus d'un d'entre vous, parce qu'il a retenti dans un trop grand nombre de bouches pour qu'il ne soit pas venu à vos oreilles, a dû nécessairement émouvoir la bile de ces hommes qui n'ont pas toujours le talent de l'expulser des corps malades. Car il est bon d'observer, en passant, que nos docteurs sont souvent très-bilieux, et que, frappés par la maladie, ils sont tout aussi sots et aussi embarrassés sur leur propre compte, qu'ils le sont sur celui des malades qui réclament le secours de leurs prétendues lumières. La bile en fermentation porte à la mauvaise humeur; de la mauvaise humeur à la colère il n'y a qu'un pas. La colère est une passion violente. Que ne pourrait-on pas dire à ce sujet, d'après les graves et savantes dissertations de vos plus célèbres docteurs, qui nous ont peu laissé à désirer sur l'influence plus ou moins nuisible qu'elle exerce sur la santé? Mais ce qu'ils n'ont que bien légèrement observé, ce à quoi ils n'ont pas assez réfléchi en ce qui les concerne, c'est que les passions ne raisonnent guère, ou raisonnent mal. Quand le tems de la grande effervescence sera passé, ne serait-il pas possible de revenir à des partis modérés? Serait-ce faire à nos docteurs, d'ailleurs si doux, si complaisans, si affables, une proposition que leur délicatesse fût forcée de désavouer, si on leur disait : Vous vous annoncez dans tous vos écrits ainsi que dans vos conversations, comme les conservateurs de l'espèce. Vous vous regardez comme les dépositaires des bonnes doctrines qui se rattachent à ce but essentiel. Ce serait une injustice criante, après une profession de foi aussi authentique et aussi solennelle, d'oser croire que vous ayez d'autre intention que celle de rendre à la classe nombreuse des malades tous les services qui dépendent de vous. Eh bien, MM., nos hospices, où vous exercez une très-haute influence, regorgent de malades de toute espèce. Ce n'est pas vous proposer ici de faire une tentative, une expérience, quand sur la surface de la France, cent mille individus guéris, ou notablement soulagés, déposent en faveur d'un procédé que vous semblez dédaigner. Commencez par étudier cette méthode. Malgré la pénétration de vos sublimes intelligences, lisez-la trois et quatre fois ; vous finirez par vous en pénétrer, parce que chaque page renferme un trait de lumière, et que ses faisceaux réunis finissent toujours par dissiper les ténèbres des préjugés ou de l'ignorance ; faites-en secrètement l'essai. Vous en avez fait tant d'autres, que vous pourriez sans inconvénient faire encore celui-ci. Mais vous repousserez une proposition que les progrès de la science sembleraient devoir vous porter à accepter.

Eh bien, en voici une autre sur laquelle vous vous montrerez peut-être moins difficile. Dans un de ces hospices confiés à vos soins, quel qu'il soit, prenez dix, vingt malades ; dans ce nombre, faites un choix ;

on recevra de vos mains ceux que vous rebuterez, comme présentant trop d'obstacles. Traitez selon vos antiques formules ceux que vous aurez choisis. L'expérience, ce maître des maîtres, ce maître par excellence, et dont vous ne voudriez pas dédaigner les leçons, vous apprendrait, et apprendrait en même tems au public de quel côté seraient les plus prompts, les plus efficaces, et les plus heureux résultats. C'est alors que vous pourriez dire : Nous n'avons repoussé aucun des moyens qui pouvaient nous conduire à la connaissance de la vérité; nous avons montré que nous étions les amis et les conservateurs de l'espèce.

Avez-vous beaucoup vu de ces hommes à qui vous prodiguez les qualifications d'empyriques, de charlatans, vous faire une proposition aussi franche, aussi loyale, aussi en harmonie avec l'intérêt général de la société? Eh bien, cette proposition si loyale et si franche, vous ne l'accepterez pas encore? Philantropes de circonstance, pour couvrir votre refus d'un prétexte plus spécieux que solide, vous invoquerez les lois saintes de l'humanité, qui, selon vous, ne permettent pas de compromettre à ce point la vie ou la santé du pauvre, et de l'exposer aux dangers de l'inexpérience et du charlatanisme. Logiciens d'un jour, vous retombez dans le cercle vicieux dont à peine vous êtes sortis. Oui, vos craintes seraient légitimes, si de nombreuses expériences n'attestaient sur tous les points l'avantage de cette méthode; elles seraient fondées, si une masse de témoignages irrécusables ne venait consolider les étonnans succès dont elle est journellement couronnée.

Vous parlez d'humanité! Oh! oui, ce mot dans votre bouche me retrace d'antiques souvenirs. J'ai connu des hommes que leur état appelait au chevet du lit des malheureux, des anges revêtus d'un corps mortel, toujours disposés à procurer à la classe indigente et souffrante les secours de leur talent, et ceux d'une charité compatissante. Ces ames célestes, nées pour le bonheur de leurs semblables, trouvaient dans leurs cœurs généreux un honoraire qui les flattait plus que les dons du millionnaire. Le lit du pauvre était pour eux un autel où ils déposaient une offrande inspirée par la religion et que la religion seule pouvait dignement récompenser.

Vous parlez d'humanité! Oh, j'aime à croire que vous n'avez jamais retracé l'exemple du *faciamus experimentum in animâ vili;* (1) que toujours vous avez respecté les jours du pauvre à l'égal de ceux du riche. Mais cet amour de l'humanité brille-t-il dans vos yeux d'un éclat bien vif et bien pur, lorsqu'en entrant dans la cabane du pauvre, on les voit procéder à un inventaire qui déconcerterait l'huissier-priseur le plus expérimenté? Est-ce l'amour de l'humanité qui vous fait exiger le paiement à chaque

---

(1) Muret, un des plus savans littérateurs du 16.e siècle, après avoir enseigné avec le plus grand succès dans la province et ensuite à Paris, où le roi François I.er et la reine son épouse lui firent l'honneur d'aller l'entendre, se vit obligé de sortir de France. Il prit le chemin de l'Italie et tomba malade dans une hôtellerie. Comme ses habits et sa figure n'annonçaient point ce qu'il était, les médecins appelés proposèrent entr'eux, en latin, de faire sur ce *vil personnage*, l'essai d'un remède qu'ils n'avaient pas encore éprouvé. En disant ces paroles : *Faciamus experimentum*, etc., Muret, épouvanté, se trouva guéri le lendemain par la seule crainte de la médecine.

visite, et qui suspend vos soins dès que le malheureux cesse de les payer? Est-ce l'amour de l'humanité qui vous dirige, quand, par des frais excessifs, énormes et plus qu'arbitraires, vous réduisez des familles à demi-aisées à un état voisin de l'indigence? Voilà des abus à signaler à l'autorité; des abus bien autrement condamnables que ceux que vous cherchez à réprimer. Revenez donc tout bonnement à des principes plus humains, et laissez se guérir à peu de frais l'habitant de nos villes et de nos campagnes. Cessez de persécuter les ames charitables qui s'interposent entre le médecin et le malade pour leur transmettre ou gratuitement, ou au prix de leurs déboursés, les médicamens investis des qualités voulues par la loi, et qui ont en outre la propriété de rendre aux pauvres malades la santé et la vie.

CHAPITRE V,

Dans lequel on discute les qualifications injurieuses que certains médecins se sont permises pour anéantir cette nouvelle méthode.

Il est rare de voir des hommes qui ont le bon droit de leur côté, se laisser aller à ces mouvemens impétueux, à ces injures grossières qui décèlent le motif secret d'une passion haineuse. Qu'un médecin titré qualifie du nom de charlatan un intrus dans la médecine, un saltimbanque, un homme sans aveu et sans qualité, un homme enfin qui s'annonce comme possédant éminemment une science dont il ne connaîtrait pas même les premiers élémens; en cela, il u'userait que d'un droit légitime et que peuvent exercer, conjointement avec lui, ceux-la même qui ne sont pas initiés dans les mystères de l'art. Mais user de ces expressions odieuses envers un confrère, envers un homme titré aussi bien que vous, et cela parce qu'il s'est frayé une nouvelle route dans une carrière où l'on n'avait marché jusqu'à lui qu'en tâtonnant, c'est violer toutes les règles, bouleverser toutes les bienséances; c'est provoquer à de justes représailles des hommes que l'instinct de la reconnaissance pousse à venger la vérité des injures et des sarcasmes sous le poids desquels vous voudriez l'anéantir. Et lorsque sur tous les points de la France, par la voix des journaux qui vous sont vendus, vous avez sonné une espèce de tocsin contre cette méthode et ses partisans, vous n'avez pas pensé sans doute que, dans le nombre, il pourrait se trouver quelque plume assez passablement taillée pour vous faire sentir l'inconvenance d'un pareil procédé. Vous n'en resterez pas là: vous irez encore plus loin. Vous dévouerez impitoyablement à l'anathême l'audacieux qui prend fait et cause dans une affaire qui devrait lui être étrangère. Si jamais son nom parvient jusqu'à vous, dans vos conciliabules vous arrêterez de ne jamais lui porter aucun secours dans le cas où il les réclamerait. Il faudra donc qu'il se détermine à mourir sans vous, dût son voisinage en être scandalisé. Hé bien! son parti est pris à l'avance: il mourra sans vous, mais non pas sans médecine, ou sans médicamens. Il sait que toutes les choses d'ici-bas ont un terme, et que cette vérité s'adapte et s'applique parfaitement à la vie de l'homme. Quand la méthode du médecin *Le Roy* n'opérera plus, c'est qu'alors il n'y aura plus d'huile dans la lampe, et il faudra de toute nécessité qu'elle s'éteigne. Mais en attendant, quoique je touche à mon quatorzième lustre, exempt des infirmités de cet âge, grâce à l'emploi de cette méthode, trouvez bon que je fasse usage d'une vigueur sur son déclin, pour éclairer mes contemporains aussi bien que ceux qui viendront après moi, et les prémunir contre de vaines diatribes qu'on pourrait à juste titre, et sans que vous eussiez le droit de vous en fâcher, appeler *des calomnies.*

Quand vous n'avez pas rougi de qualifier ce confrère du titre de charlatan, et de celui d'empyrique, avez vous bien pensé que vous disiez à plus de cent mille Français, vous êtes des sots et des dupes, des enthousiastes et des imposteurs; vous vous êtes ligués et entendus avec un fripon pour feindre des maladies que vous n'aviez pas; pour supposer des guérisons qui n'ont existé que dans votre imagination, et tout cela pour faire la réputation d'un saltimbanque qui vous a fasciné les yeux, quoique la plupart ne l'aient jamais vu et ne le connaissent que par sa correspondance épistolaire. Convenez-en, une telle supposition ne peut trouver faveur que dans des cerveaux offusqués par les vapeurs d'une jalousie sans exemple.

Le médecin *Le Roy* est un charlatan, dites-vous. Et les preuves à l'appui de cette assertion, où sont-elles? On vous comprend; vous voulez en être crus sur parole. Doucement; tous les hommes n'ont pas la docilité de vos malades. Permettez-nous, à nous qui n'en sommes pas et qui ne voulons jamais en être, d'examiner d'un peu plus près la question.

Un charlatan, selon l'idée la plus communément reçue, est un faux médecin qui se montre en public, soit sur un char, soit sur un théâtre, pour vendre de la thériaque ou toute autre espèce de drogues ; un homme qui rassemble et amuse la multitude par des tours de passe-passe et de plates bouffonneries pour avoir plus facilement le débit de sa marchandise. Eh bien! citez le tems, le lieu, où ce médecin a parcouru les foires, les marchés, les places publiques. Quand et en quelle ville il a fait annoncer ou afficher son arrivée. Avez-vous vu même son nom dans quelque feuille d'annonce et figurer dans quelqu'un de ces placards qui tapissent les carrefours de la capitale et de nos villes de province ? A ces traits je reconnaîtrais la justesse et l'équité de vos qualifications. Mais comme vous êtes dans l'impossibilité d'administrer ce genre de preuves, vous serez convaincus de fausseté et de mensenge aux yeux de vos contemporains comme au tribunal de la postérité.

C'est un charlatan, dites-vous : bon ! vous n'êtes pas encore désappointés. Mais, depuis quand les charlatans se sont-ils avisés de faire imprimer leurs ouvrages, d'en faire hommage aux représentans d'une grande nation? ouvrage qui, dans l'espace de quinze années, a eu cinq éditions tirées à plusieurs milliers d'exemplaires. Si un tel médecin est un charlatan, il faut convenir que c'est un charlatan d'une nouvelle espèce. C'est un phénomène assez rare pour fixer vos sublimes attentions ; pourquoi, vous qui êtes si habiles dans l'art de forger de nouveaux mots, n'en avoir pas imaginé un *tout flambant neuf*, pour qualifier une chose si nouvelle?

C'est un charlatan ! Quel est celui d'entre vous qui ne voudrait l'être à ce prix, et qui dédaignerait une pareille célébrité? Quel est celui d'entre vos auteurs les plus prônés qui peut se flatter d'avoir eu de son vivant cinq éditions de ses ouvrages? Le public n'est ni sot, ni dupe; il ne jette pas son argent à la tête du premier venu. Si donc le débit a été si prompt et si rapide, c'est par la raison que les malades étaient bien aises d'avoir leur médecin à leurs côtés et de le consulter au besoin.

Admettons pour un instant que ces considérations, assez puissantes en elles-mêmes, ne soient encore que des préjugés; au moins conviendrez-vous qu'elles sont de nature à figurer dans la classe des préjugés favorables, pour ne pas dire honorables à celui qui en est l'objet, et que de pareils succès peuvent entrer pour quelque chose dans la balance de l'opinion aux yeux d'hommes qui savent que des injures ne furent jamais des raisons.

Mais comme vous n'êtes pas hommes à vous rendre à la force d'un préjugé, tant légitime qu'il soit, et que sa qualité d'auteur admis dans toutes les bibliothèques, excepté dans les vôtres, ne vous fera rien rabattre des qualifications odieuses que vous lui avez prodiguées, il faut que vous ayez pour vous les motifs les plus plausibles et les plus décisifs.

Ah! sans doute cet ouvrage fourmille de principes faux, erronnés; d'explications téméraires, d'applications contraires en tous points à la conservation de l'espèce.

Mais vous, MM., qui êtes, par état, les dépositaires de la science, et les conservateurs des bonnes doctrines, pourquoi ne vous êtes vous pas armés du fouet d'une sage critique? Pourquoi n'avoir pas foudroyé ce novateur dont la prétendue science devait entraîner de si affreux résultats? Pourquoi, au lieu de ces vaines diatribes dont vous avez infecté les journaux, n'avez-vous pas pris cette même voie pour dissiper l'erreur, et faire connaître à la France abusée, les périls d'une méthode capable de multiplier les morts subites sur tous les points de sa surface ? Pourquoi n'avez-vous pas exercé la plénitude des droits que donne toujours l'empire de la science et des vraies lumières ? Quoi ! dans la corporation nombreuse des médecins, chirurgiens, pharmaciens, herboristes qui couvrent notre territoire, il ne s'est pas présenté un brave champion, un preux et loyal chevalier de la *canule*, pour désarçonner ce novateur et lui faire mordre la poussière ? Nul ne s'est présenté dans l'arène pour le combattre à outrance, le forcer à l'aveu de sa défaite, et rabattre l'orgueil de ses prétentions ? Direz-vous que de plus de quinze mille exemplaires de cet ouvrage répandus aujourd'hui en France, nul n'est tombé dans vos mains ? Vous pourriez le dire, mais on ne vous croirait pas. Pourquoi donc ce silence ? Pourquoi nul médecin ne s'est-il avisé de le réfuter ? Pourquoi nul ne s'avisera-t-il de le faire. C'est qu'une vérité de théorie, quand elle a pour appui, non pas un, non pas mille, mais dix mille faits de pratique, ne se réfute pas aisément. Il faut pour cela autre chose que l'échafaudage des systèmes, étayés d'une vaine nomenclature. Convenez encore que ce silence est une forte présomption qui équivaut, sinon à une preuve démonstrative, au moins à une probabilité du premier genre. Malgré cela vous ne vous lassez pas de lancer les traits de la calomnie. Est-ce que vous ressembleriez à ce fameux personnage de comédie qui disait, *calomniez, calomniez encore, calomniez sans cesse, il en restera toujours quelque chose, ne fût-ce que la cicatrice ?* Il y a dans ce bas monde tant d'êtres si faciles a duper que le plus grand nombre sera toujours de votre bord.

Non, quoique vous disiez, quoique vous fassiez, je

ne reconnaîtrai jamais un charlatan dans l'homme que vous persécutez. S'il était ce que vous dites, vous ne montreriez pas tant de passion, ni tant d'acharnement. Vous le rangeriez dans la foule de ces hommes dont vous ne dites ni bien ni mal, parce qu'ils travaillent plus pour vous que pour eux-mêmes. Mais votre accord, votre parfaite unanimité pour poursuivre à outrance un homme que vous voudriez transporter de votre souffle jusqu'aux extrémités du Japon, est la preuve non équivoque qu'il vous fait beaucoup de mal en faisant beaucoup de bien aux malades qui lui donnent leur confiance.

Non, je ne reconnaîtrai jamais un charlatan dans celui que vous avez si généreusement gratifié de ce titre ; mais je vois quelque chose qui en approche dans ces hommes qui possèdent au suprême degré le talent de se faire prôner ; qui parlent pompeusement d'eux-mêmes et de leurs prétendus succès; qu'on voit les premiers dans nos cercles chercher, par des minauderies étudiées, à capter la bienveillance d'un sexe depuis long-tems en possession de faire les réputations en cette partie. Je vois quelque chose qui en approche dans la conduite de ces hommes qui savent si bien quelle est l'influence d'un certain faste et combien en impose une visite faite en cabriolet, ou dans un brillant équipage. Je ne sais pas comment cela s'appelle en français ; mais tous ceux qui ont Hippocrate dans leur bibliothèque et qui, parlant souvent grec en notre langue, sont supposés entendre l'idiôme dans lequel il a écrit, y trouveront en toutes lettres le nom qui qualifie la chose.

Ouvrez donc enfin les yeux, et cessez de prodiguer sans raison, comme sans mesure, à un confrère qui vous a mis sur la voie de la vérité, des qualifications que l'instinct moral devrait repousser du fond de vos cœurs. Pour vous avoir fait connaître la cause, la vraie, l'unique cause des maladies, il ne recueillerait de votre part que des sarcasmes et des injures! Quel autre avant lui a découvert et enseigné cette vérité? Compulsez vos annales, parcourez les fastes de l'histoire des infirmités humaines, et faites connaître le nom de celui qui l'aurait proclamée avant lui. Allez, mettez sur pied tous les furets de bibliothèques; l'honneur de la découverte lui restera, parce qu'il appartient à lui seul. Il nous a dit que les humeurs gâtées, pourrissantes ou corrompues étaient la cause de la mort de tant de victimes qui périssaient, les unes à l'aurore de vie, les autres au tiers, ou au milieu de leur carrière; et en témoignage de reconnaissance, il ne reçoit que d'odieuses qualifications. Il eût cru les mériter, si, comme tant d'autres, il eût produit des états et des listes de guérisons nombreuses qu'il a opérées. Les matériaux ne lui auraient pas manqué. Malgré l'embarras du choix, il eût pu en former d'épais volumes; mais il a dédaigné ce vain faste qui n'est pas toujours à l'abri du soupçon. Il a laissé à la commune renommée le soin de le faire connaître; il a voulu n'en être redevable qu'aux acclamations des malades reconnaissans qu'il a traités et guéris.

Mais puisque vous êtes si généreux et si prodigues de qualifications, quel nom donnerez-vous à ces légions de jeunes écervelés, échappés de nos hôpitaux, où ils ont à peine appris à panser une plaie, et qui comme un torrent dévastateur se sont répandus dans nos bourgades et dans nos hameaux? Les sauterelles de l'Egypte n'occasionnèrent jamais un semblable dégât.

Vrais suppôts de l'ange exterminateur, avec leur lancette et le diplôme qu'ils ont reçu de vous, ils tranchent, ils coupent, ils ordonnent à tems et à contre tems, confectionnent sans discernement des médicamens dont ils ignorent souverainement la nature et les effets, ou en abandonnent le soin à une domestique ignorante : et voilà les beaux présens que vous faites à la société, dont vous prétendez être les conservateurs. Le point essentiel, c'est d'opérer le versement de la somme préfixe dans la caisse de la communauté. *Scientia post nummos*. L'adepte, parchemin en poche, choisit le local où il croit que la fortune et l'intrigue lui présenteront les chances les plus avantageuses; et voilà mon homme médecin. En vérité si ceux qui se donnent pour les dépositaires de l'art de conserver l'espèce humaine, ne sont pas les plus injustes, au moins sont-ils les plus inconséquens des hommes.

CHAPITRE VI.

La médecine telle qu'elle a été exercée jusqu'à ce jour, offre-t-elle des garanties à la société? Moyens de remédier à cet abus.

Un art qui ne repose que sur des conjectures, de l'aveu de ceux qui l'exercent, peut-il offrir à la société autre chose que des conjectures pour garantie? Et comment celui de tous les arts qui devrait en offrir le plus, est-il précisément celui qui en présente le moins? A partir de ceux qui se qualifient, ou que la voix publique range dans la classe des grands maîtres, jusqu'au dernier *médicastre* de village, je ne vois de différence entre les uns et les autres qu'un peu plus, un peu moins de ce jargon scientifique qui jette de la poussière aux yeux d'un vulgaire ignorant. Le médecin de ville, appelé dans la maison du villageois malade, réforme, corrige quelque chose aux prescriptions du chirurgien de village, remonte dans son cabriolet, après s'être bien fait payer, et donne aux parens du malade cette dernière consolation : *Il est possible qu'il s'en réchappe ; c'est dommage que j'aie été appelé si tard.* Mais tout ce beau jargon n'est rien moins qu'une garantie, tandis qu'il n'est pas un seul état dans la société qui n'en offre plus ou moins de la part de celui qui l'exerce.

Pauvres malades ! outre le poids des douleurs et des infirmités que vous ressentez, êtes-vous donc condamnés à subir aveuglément la loi du caprice et de l'ignorance qui spéculent sur la durée de vos souffrances? Que demandez-vous à votre médecin? la guérison. Quels recours exercerez-vous contre lui, s'il ne vous la procure pas; si même vous succombez sous les coups du mal, ou sous ceux de son impéritie? Aucun. La loi en main, il viendra sommer vos héritiers de payer, sans marchander, la somme qu'il a fixée pour vous avoir conduit au tombeau : et voilà la garantie qui vous est offerte!

Est-ce bien celle que vous présente l'architecte, l'entrepreneur que vous chargez de construire ou de réparer votre habitation? Si l'édifice dont la construction ou la réparation lui sont confiées n'est point bâti ou réparé selon les règles de l'art, la faute est pour lui; il est tenu aux frais de reconstruction et aux dommages qui sont la suite de son impéritie. Un peintre, chargé de faire un portrait, le gardera pour son compte, s'il n'a pas saisi la ressemblance. Le moindre de nos artisans est responsable de son ouvrage; et s'il n'a pas rempli l'intention de celui qui l'a commis, ou l'ouvrage reste à sa charge, ou il est exposé à une réduction considérable.

Mais, où nous conduiront ces prétendus principes? et peut-on dire qu'ils soient applicables dans l'espèce? Suspendons-en le développement; l'application pour avoir lieu plus tard n'en sera peut-être pas moins judicieuse. Revenons au point de la question principale, le défaut de garantie.

Quelle garantie nous offre cette foule de jeunes gens se lançant dans la société avec un diplôme qui leur donne droit de vie et de mort sur les membres qui la composent? Des études, des examens, des degrés obtenus dans nos académies. Fort bien; admettons pour un instant que l'amphithéâtre les voye aussi souvent, aussi fréquemment que celui des *Variétés amusantes*; que le scalpel et le bistouri, toujours en action, les aient mis à portée de connaître le jeu des muscles, l'action de chacun d'eux, les moindres fibres, les fibrilles, les artères, les artériolles et leurs situations respectives, leur correspondance mutuelle, leurs communications. Tout cela est beau, tout cela est admirable. On peut parler pendant trois et quatre heures de suite sur ces sortes de questions un peu oiseuses, faire parade de mémoire ou de facilité dans l'élocution, sans pour cela en être beaucoup plus avancé dans le grand art de guérir.

Ajoutons à ces connaissances anatomiques un cours de chimie, car il faut qu'un jeune médecin, en quittant les bancs, puisse dire qu'il a suivi les cours des grands maîtres. Eh! de quel front oserait-il se présenter dans les cercles, sans avoir toujours disponibles au besoin les termes d'*alkali fluor*, de *gaz azot*, de *moffète*, etc., etc.

Plus, une légère teinture des systèmes de Linnée et de Jussieu sur la classification des plantes, et pour complément un cours de médecine clinique dans un de nos premiers hôpitaux. Or, il est bon que chacun sache ce que veulent dire ces mots, *médecine clinique*, *professeur de médecine clinique*. La médecine clinique est celle qui s'exerce au chevet ou près du lit d'un malade; et celui qui l'exerce ou qui la pratique dans nos hôpitaux, suivi d'un certain nombre d'élèves, est un professeur de médecine clinique. Aussi leste qu'un capitaine de hussards, le professeur parcourt en un clin-d'œil les cinq rangs de lits d'une salle à perte de vue. Les élèves protégés sont le plus près, ainsi que cela doit être; les autres suivent de loin et n'entendent que la moitié des choses. Leurs pauvres tablettes ne présentent que l'esquisse de prescriptions informes; il faut remplir les lacunes, tant bien que mal. Le docteur tâte le pouls de celui-ci, trouve de la fièvre, ordonne la tisanne et la diète; il fait montrer la langue à celui-là, et prescrit un purgatif pour le lendemain; à l'un, les vessicatoires aux bras; à l'autre, la moutarde aux pieds; à quelques-uns la demi-ration; à quelques autres (quand il a encore un peu de religion), les derniers sacremens. Pauvres humains! pauvres malades!

Après de telles leçons données ou reçues avec tant de précipitation, quel est donc le jeune médecin assez hardi pour se présenter de son chef au lit d'un malade, et dicter des prescriptions? Est-ce avec une armure aussi légère qu'il oserait s'avancer pour combattre la mort; et croit-on qu'elle dût beaucoup appréhender un champion de cette espèce?

Vos études du premier âge de la vie ne présentent donc aucune garantie suffisante à la société.

La trouvera-t-on dans vos examens? Qui mieux que vous est capable d'en sentir et d'en apprécier la nullité? Que demandent de vous vos examinateurs? Un peu de science (car il ne faut pas être injuste), mais l'argent n'est pas là, plus qu'ailleurs, un meuble inutile. On sait parfaitement que tel nombre d'adeptes, ou d'aspirans aux degrés voulus par la loi, rapporte tant par semestre, ou par année; qu'il est mieux d'user d'indulgence que d'une trop grande sévérité, et qu'il doit y avoir avec la Faculté des accommodemens.

Il fut un tems (et il n'est pas fort éloigné) où l'interruption des études dans nos colléges avait mis les anciens docteurs dans le cas de relâcher quelque chose de la rigueur des formes antiques. La langue latine était jadis la seule admise et avouée dans les examens. Pour raisons connues on y a dérogé; mais on a cru qu'il était de la dignité de rappeler les anciens usages et de se souvenir que l'ancienne langue des Romains ne serait pas déplacée, ni dans les thèses publiques, ni dans les examens; qu'elle contribuerait même à donner du relief au nouveau mode de réception. Qu'est-il arrivé? Las de porter le titre de simple chirurgien, qui ne flatte pas si agréablement l'oreille que celui de docteur, on a vu des hommes pétris de gloriole et d'une sotte vanité, aspirer à ce grade, faire le voyage de la capitale, ne pas rougir de faire imprimer des thèses dans une langue ancienne dont ils ignoraient les premiers élémens, les distribuer avec une profusion digne de pitié dans la même ville où leur ignorance en cette langue était connue, et revenir après huit jours d'absence, investis du titre fastueux qu'ils avaient si fort ambitionnés.

Vos titres et vos diplômes ne présentent donc à la société qu'une garantie illusoire. Or, une garantie qui n'offre que des illusions n'en est pas une.

Admettons cependant que cette foule de jeunes gens qui de la capitale se répandent dans les provinces y apporteront avec eux le désir et le goût des bonnes études; que, débarrassés du tumulte d'une grande ville, ils se livreront dans le silence du cabinet à cette application de laquelle résulte, ou doit résulter le plus grand avantage de ceux qui leur accorderont leur confiance; qu'ils compareront méthode à méthode; les principes de ceux-ci avec les principes de ceux-là. Mais on brûle du désir de se faire connaître; le mérite obscur et caché n'est pas un mérite, il faut de toute nécessité se produire au grand jour. Obligé de vivre avec le monde, il faut bien s'en rapprocher. Soit; mais il y a rapprochement et rapprochement. Est-il bien nécessaire de voir un médecin figurer aux premières loges de nos spectacles, et s'ériger en juge de nos acteurs et de nos pièces de théâtre? Un médecin dans un bal, il y a soixante ans, eût été une vraie caricature; aujourd'hui, s'il est beau parleur, joli cavalier, il en fait un des principaux ornemens. Est-ce bien au spectacle ou dans un bal qu'on apprend à repousser les traits de la maladie ou de la mort?

La société trouve-t-elle dans de tels hommes des garanties suffisantes?

Dans une question aussi délicate et qui met en évidence de petits mystères qu'on aurait voulu couvrir d'un voile impénétrable, il faut s'attendre à essuyer un peu de la mauvaise humeur de ces hommes qui ne verront pas sans peine le miroir de la vérité réfléchissant trait pour trait toutes les manœuvres, les tours de passe-passe et les petites ruses de la profession. Assez long-tems ils ont abusé de la crédulité d'un imbécile vulgaire! notre attachement à la vie est la base de notre confiance en eux, et souvent de leur réputation. Car si, par suite des efforts de la nature, le malade survit aux atteintes d'une maladie grave, on ne manque pas d'en attribuer l'honneur au médecin et aux nombreuses visites qu'il a faites. Et en cela nous leur donnons une preuve de crédulité qu'ils sont bien éloignés de partager.

Censeur importun autant qu'exagéré, vous vous figurez donc qu'un médecin tient dans ses mains les destinées des hommes, et qu'il est l'arbitre de la vie et de la mort?

Non, je sais que la vie et la mort sont dans les mains de Dieu; mais je sais aussi que la vie peut être prolongée, et la mort écartée par les moyens que suggère un médecin habile et expérimenté. Nul ne peut se soustraire à la loi de la destruction. Elle est portée contre tous, il faut que tous la subissent. Cependant, quoique la mort soit naturelle à l'homme, en ce sens qu'il doive nécessairement subir sa loi, ne peut-on pas reconnaître que toute mort qui arrive avant la vieillesse ou la décrépitude est contre nature, et que les ressources de l'art peuvent avec succès être dirigées contre la cause qui l'a produit?

Vous êtes intimement convaincus de cette vérité. Lorsque vous avez embrassé cet état de préférence à tout autre, c'était là sinon votre unique, au moins une de vos principales pensées. Pourquoi le malade frappé d'une maladie aiguë réclame-t-il votre secours ? Pourquoi cédez-vous à ses instances, lorsqu'il vous a témoigné le désir de vous voir près de lui ? Cette démarche mutuelle, cette identité d'intentions, n'est-elle pas la preuve convaincante qu'il y a des remèdes contre la maladie qui pourrait produire une mort prématurée ? Mais si, flottant dans le vague des conjectures, vous laissez à une nature trop encombrée par le poids des humeurs, ou affaiblie par des causes qu'il ne s'agit pas d'énumérer, le soin trop pénible de se débarrasser elle-même, en n'usant que de vains palliatifs, dont le principal mérite est de ne faire ni bien ni mal, jamais vous ne guérirez votre malade. Vous vous éloignerez encore plus de votre but, tant que vous n'aurez pas un point de départ fixe, que vous ne connaîtrez point la route que vous avez à parcourir, et le but vers lequel vous devez tendre.

Si donc en suivant vos antiques méthodes et des systêmes plus que gothiques, vous laissez périr vos malades au commencement, ou au milieu de leur carrière, vous contrariez les voies de la nature, et vous méritez que chacune des victimes que vous n'avez pas arrachées des bras de la mort fasse retentir nuit et jour ces terribles paroles à vos oreilles : *Non sanasti, occidisti.*

CHAPITRE VII.

Les riches adopteront-ils cette méthode.

La partie de la société qui en raison de l'éducation qu'elle a reçue, semblerait devoir être le plus à l'abri des atteintes du préjugé, est, dans certains cas, celle où ce fléau exerce le plus d'empire. La distance qui sépare le riche de la classe commune, ne laisse pénétrer jusqu'à lui le bruit de quelques guérisons éclatantes, qu'à travers les plus grandes difficultés. Accoutumé dès sa plus tendre enfance à ne voir dans le médecin que le conservateur de la santé; habitué qu'il est à ses formules, il ne peut s'imaginer qu'il y ait rien au-dessus du mérite du docteur, qui d'ailleurs a la confiance des premières maisons de l'endroit. Le médecin, de son côté, si on lui parle d'une guérison étonnante opérée à l'aide de cette méthode, ne manque pas de se récrier, et d'employer tout l'art de la jonglerie pour inspirer un sentiment d'horreur et d'aversion envers un procédé qui guérit promptement et efficacement. *Vous n'y pensez pas... vous voulez donc vous tuer... vous voulez donc que je ne mette plus les pieds chez vous....* Et le riche qui se repose aveuglément du soin de sa santé sur la personne de son Esculape, qui se targue de connaître son tempérament, s'achemine vers le tombeau en suivant les usages reçus.

Oui, il serait difficile de se peindre le tourment qu'ils se donnent pour empêcher la vérité de pénétrer dans les maisons dites *à portes cochères*. C'est là que l'astuce est comme sur son trône et qu'elle déploie tous ses moyens avec le plus grand appareil. Gestes pleins d'expression, haussemens d'épaules, déclamations, propos hasardés, avancés avec le ton de la persuasion, parce qu'on est assuré qu'il n'y a pas de contradicteur; et le riche, qui n'a que trop de penchant à se distinguer de la classe commune, et qui rougirait presque de guérir avec les moyens dont elle fait usage, prend aisément le change et tombe dans le panneau. Comment se persuader qu'un médecin dont la réputation est si étendue, si prononcée dans les meilleures maisons, n'ait pas raison contre celui dont on n'a pas même lu le titre de l'ouvrage?

Il faut convenir que le pas est glissant et la situation embarrassante pour cette classe d'hommes qui aiment à se décharger sur autrui du plus important de tous les soins, celui de veiller à la conservation d'une existence tourmentée par les différentes espèces d'infirmités. Il en coûte tant de revenir sur d'anciens préjugés! leur empire est tel qu'on en croit à peine le témoignage de ses sens. D'ailleurs, si on a des précautions à prendre dans la vie, il y a encore des ménagemens à observer. Tel en a fait usage, et s'en est parfaitement bien trouvé, qui dans l'occasion rougirait d'en convenir, et s'entache lui-même du vice de l'ingratitude. On veut être bien avec tout le monde, et ne se mettre mal avec personne.

J'ai connu un homme, répandu dans ce qu'on appelle *la bonne société*, qui avait vu de ses propres yeux le changement presque miraculeux opéré sur la personne d'un hydropique dont le médecin le plus accrédité de l'endroit avoit déclaré l'incurabilité absolue. Malade depuis dix-huit mois, il n'offrait plus de ressources à l'art, comme de son côté il n'avait plus d'espérance.

Dans une telle situation, on se sert de tout, on s'accroche à tout. Ce fut alors qu'il eut recours, d'après les instances de ses amis, à la médecine curative. En quatre jours de traitement, il évacue quarante pintes d'eau. Le médecin qui le traitait n'en croyait pas ses yeux; il palpait les bras, les jambes, les cuisses, le ventre, l'estomac. Le malade n'était pas guéri pour cela, par la raison que les évacuations, quoique extrêmement abondantes, n'avaient pas expulsé la cause de la maladie. En continuant le traitement indiqué par la méthode, il a recouvré le sommeil et l'appétit. Les fonctions naturelles se faisaient convenablement.

Eh bien, tout cela s'est opéré sous les yeux d'un observateur tellement émerveillé, tellement frappé de surprise, que dans son premier enthousiasme il ne savait à qui le dire; il l'aurait volontiers annoncé aux murailles. Tout à coup il s'opère dans son esprit un changement non moins étonnant que celui opéré dans le corps du malade.

« Vous êtes heureux, lui dit-il; votre guérison présente tous les caractères d'un phénomène; mais vous serez peut-être la cause de la mort de vingt individus que votre exemple aura entraînés. »

Comment un tel changement s'est-il opéré dans l'opinion? Faut-il tout dire? C'est que dans ces cercles dominés par d'anciens préjugés, influencés par les raisonnemens plus ou moins captieux d'hommes qui ont un intérêt direct à retarder la marche des lumières, ceux-ci mettront en avant cinq ou six individus qui sont morts, ou parce qu'ils ont substitué leur volonté aux indications de la méthode, ou parce que le malade présentait l'obstacle d'une incurabilité absolue.

On porte l'injustice jusqu'à ne vouloir tenir aucun compte de plusieurs centaines de ci-devant infirmes, redevables de leur santé et de leur vie aux moyens tracés par l'auteur de la *Médecine curative*.

Riches du siècle! Quoi, le pauvre se guérira sous vos yeux, à votre porte; et votre indifférence pour le plus précieux des biens temporels vous ferait dédaigner le moyen de prolonger une vie que vous pourriez employer au soulagement des malheureux! Serait-ce la première fois que la lumière de la vérité aurait brillé aux yeux du pauvre avant d'éclairer les riches? Les préjugés ainsi que les systèmes n'ont qu'un tems; et les vérités utiles sont de tous les siècles. Vous y viendrez tard; mais vous y viendrez. A force de voir et d'entendre, vous ouvrirez enfin les yeux et les oreilles; vous finirez par comprendre qu'il est plus avantageux de mourir tard, que de mourir tôt victime de la mode et des préjugés.

CHAPITRE VIII.

Indifférence de la plupart des hommes sur les moyens de conserver leur santé, ou de la recouvrer après l'avoir perdue.

Le premier, le plus précieux des biens terrestres, c'est la santé. Tous les autres passent après celui-ci. L'homme assailli d'infirmités, fut-il assis sur un trône, échangerait volontiers son état contre celui du dernier de ses sujets qui jouirait d'une santé robuste et vigoureuse. Un malade, couché sur un lit de douleur, donnerait tout ce qu'il possède pour recouvrer ce premier des biens. Pourquoi donc, lorsqu'il en jouit, se refuserait-il à employer quelqu'un de ses loisirs à acquérir les connaissances propres à le conserver, ou à sortir promptement de l'état de maladie, s'il a eu le malheur d'y tomber? Que de peines! que d'application pour orner son esprit de vaines futilités, et qui seraient beaucoup mieux employées à se mettre à l'abri des coups d'une mort prématurée, ou de ces infirmités qui rendent toujours l'homme à charge à lui-même, et souvent aux autres.

On conçoit aisément, que dans ces tems où la science de la médecine (et ce tems n'est pas encore passé) n'offrait qu'un amas confus de systèmes hérissés d'abstractions enchâssées dans des mots grecs et arabes, de contradictions de tout genre et de toute espèce, on conçoit, dis-je, qu'une telle tâche à remplir aurait eu quelque chose d'effrayant pour les amateurs de la science les plus résolus et les plus déterminés. Les alentours de la science présentaient un caractère répoussant. Comment se résoudre à pâlir sur des choses inintelligibles au commun des lecteurs? Quel parti prendre dans une telle situation? Il était plus simple et plus naturel de s'en rapporter à ces hommes qui étaient réputés s'être dévoués à l'étude des moyens propres à conserver la santé. L'opinion, fortifiée par les préjugés du jeune âge, accréditait une mesure consacrée par le laps de plusieurs siècles. Aujourd'hui, grâces à la plus belle, à la plus utile, à la plus précieuse des découvertes, tout homme de bon sens qui sait comprendre ce qu'il lit, peut être à soi-même son propre médecin, celui de sa famille et de ses amis. Tout le système de la guérison de toutes les maladies, soit aiguës, récentes ou chroniques, repose sur un principe unique et fondamental, ainsi qu'il a été exposé précédemment. Il ne s'agit que de se procurer l'ouvrage peu volumineux ayant pour titre *la Médecine curative*, le lire avec attention, suivre ponctuellement la marche de traitement, telle qu'elle y est indiquée en raison des diverses maladies. Ramené à la connaissance du vrai contre laquelle viennent se briser les traits de l'ignorance et de la mauvaise foi, tout homme sensé comprendra qu'il n'est pas aussi difficile qu'on pourrait se l'imaginer, de posséder assez de ce qu'il est nécessaire pour s'affranchir des entraves que le charlatanisme a tant d'intérêt de faire peser sur l'espèce humaine. Alors, on n'entendra plus répéter a ses oreilles ces inepties si fréquemment rebattues : *Mon médecin connaît mon tempérament.* Vous le connaîtrez beaucoup mieux que lui. Vous ne serez plus la dupe d'une illusion sans fondement. Ce médecin est-il assez constamment auprès de vous pour suivre les diverses vicissitudes auxquelles il est exposé? Il connaît votre tempérament! qui vous l'a dit, sinon celui à qui il importe de vous le donner à entendre? Il le connaît à peu près comme il ressent les maux que vous souffrez; et s'il le connaît si bien, pourquoi vous laisse-t-il languir si long-tems en proie à de si longues et si cruelles infirmités?

Cette prétendue connaissance n'est donc qu'un vain mot, quand elle n'accélère en rien la délivrance des infirmités dont un malade est accablé.

CHAPITRE IX.

Preuve démonstrative de la nullité des moyens employés par le plus grand nombre des praticiens dans les maladies aiguës.

On appelle maladie aiguë, celle qui, dans un très-court espace de tems conduit, ou peut conduire, un homme au tombeau. Telles sont les maladies dites *épidémiques*, *fièvre putride*, *fluxion de poitrine*, *pleurésie*, *petite vérole*, etc ; elles s'annoncent spontanément. Tel jouissait le matin d'un plein état de santé, qui le soir du même jour est forcé de se mettre au lit. La première nuit est accompagnée de malaise, de frissons, le sommeil est interrompu et fatigant. Le lendemain, le malade essaye de se lever du lit, dans l'espérance de brusquer le mal; mais la lassitude le force d'y retourner. La nuit suivante est accompagnée d'une plus grande fatigue; une fièvre, même assez forte, s'est fait sentir. Comme on a un juste sujet de craindre que cette situation ne devienne un peu plus sérieuse, on appèle le docteur. Si c'est un malade de marque, il fait mettre le cheval à la voiture; si c'est un artisan, la visite se fait ordinairement à pied.

Arrivé près du lit : Eh bien! quoi, vous vous avisez d'être malade; mais c'est fort mal à vous.... Votre pouls...; il y a de la fièvre.... Votre langue...; il y en a de meilleures.... Vous sentez de l'oppression...? Beaucoup.... Cela doit être.... Les évacuations naturelles et journalières, comment se font elles...? Elles sont suspendues... Oh! c'est l'effet de la fièvre.... Il faudra songer à cela. Avez-vous ici une plume et de l'encre ?.... vous donnerez au malade deux cuillerées de telle potion d'heure en heure; je reviendrai ce soir.

Eh bien! le malade, comment a-t-il passé la journée ? Assez mal. Comment mal... ; le lok n'a rien fait ?... Rien du tout... Cela est étonnant. Voyons le phiole. Oh, oh! il en reste. J'avais ordonné de prendre la totalité, il n'y a rien de surprenant. Dort-il ?... Non, mais il est assoupi... Voyons le... Chût ! on fait bien du bruit ici. Il faudrait marcher plus légèrement, cela fatigue un malade. En passant, un sourire de connaissance à la garde; on entr'ouvre doucement le rideau. Eh bien, comment vous trouvez-vous? Toujours dans le même état; j'éprouve une soif extrême, une chaleur brûlante dans tout le corps... Nouvelle ordonnance. Je reviendrai demain de bonne heure : n'ayez nulle inquiétude.

Malgré cette belle assurance, les parens du malade ne laissent pas de concevoir quelques alarmes et se permettent d'interroger le docteur sur sa situation présente. Oh, pour le moment il n'y a aucun danger; s'il n'y avait pas tant de fièvre j'ordonnerais les bains ; mais, provisoirement, on peut lui appliquer les sangsues... Quelle maladie croyez-vous que ce soit ?... Il faut attendre... ; (un médecin prudent et avisé, ne se hasarde jamais sur la dénomination à donner à une maladie.) Enfin, après six ou sept jours d'allées et de venues, après six à sept ordonnances qui ne se ressemblent en rien, et qui ne ressemblent à rien, on s'accorde à dire que c'est une fluxion de poitrine, avec tous les caractères d'une fièvre bilieuse, gastrique et inflammatoire.

Ceux qui aiment les grands mots peuvent bien

trouver ici de quoi se contenter. Pauvres humains !

Cependant la maladie prend une tournure sérieuse, malgré la variété des ordonnances qui se sont succédées sans avoir rien opéré. Dans les cas épineux, difficiles, embarrassans, il est une ressource toujours ouverte pour en sortir, sinon avec honneur, au moins sans ignominie. Il y a long-tems qu'on a dit, pour la première fois, qu'une sottise commune à plusieurs n'est particulière à personne ; c'est la sottise de la communauté.

Il faut mettre la mort dans tous ses torts ; et pour cet effet on insinue , adroitement, qu'il est indispensable de convoquer une assemblée de médecins.

Or, cette assemblée est une chose dont il faut avoir été témoin pour s'en faire une idée, au moins incomplette. Car, combien de particularités échappent à l'œil de l'observateur le plus exercé ! D'abord, grande discussion sur le nom à donner à la maladie. Si le praticien est un jeune débutant, ou un docteur peu accrédité, malheur au pauvre malade ! Quand bien même la marche qu'il aurait suivie eût été en pleine conformité avec les formules accréditées, elle sera exposée a toutes les contradictions imaginables. La jalousie est une passion qui ne dort jamais, surtout dans les corporations où il n'y a pas de mise de fonds. On aurait pu, dit l'un, ajouter ceci ; supprimer cela, dit l'autre. Somme totale, point d'uniformité, ni de base fixe. Cependant, dans ce conflit d'opinions, on prendra un arrêté ; car il faut bien gagner son argent ; et on statue, en termes plus ou moins scientifiques, qu'on apposera les vessicatoires. A travers toutes ces oscillations, l'homme de bon sens aperçoit que le malade est dans le plus grand danger. Et il ne peut se dissimuler à lui-même que les prétendus dépositaires de la science n'ont pas de point de départ fixe, et qu'ils ne font qu'errer dans le champ des conjectures.

Les jours réputés critiques, ces jours si redoutés, les quinze, dix-sept, arrivent. S'ils se passent sans accident, une lueur d'espérance commence à poindre dans l'esprit de la famille; mais le vingt-unième jour finit par emporter le malade.

Cependant, tous ceux qui sont attaqués de maladie aiguë ne succombent pas également. Soit; mais, en bonne consience, leur salut peut-il être attribué au traitement qui leur a été administré? Tout médecin de bonne foi conviendra que la nature en fait plus que lui; et si la nature a triomphé, c'est que la masse des humeurs gâtées et corrompues ne l'était pas au point d'opérer la mort du malade. Si le médecin est de bonne foi, (et il en est encore) il avouera que la nature, qui cherche toujours à se dépurer, a poussé au-dehors par les sueurs et les autres évacuations naturelles, tout, ou une partie de la cause de la maladie.

Mais aussi, quelle convalescence! Combien elle est longue! Combien elle est pénible et languissante! De combien de fâcheux résultats n'est-elle pas accompagnée? Comment, et pourquoi cela? C'est parce que le corps, guéri en apparence, a conservé en lui un reste de levain qui communique aux nouvelles humeurs qui se forment après la maladie, une partie de sa putridité. De là ces rechûtes fréquentes et qui se présentent quelquefois sous des caractères différens, mais qui tôt ou tard finissent par compromettre au plus haut degré la santé et la vie du malade.

Si, dans le principe de la maladie, le praticien en eût compris la cause, il aurait travaillé efficacement à l'expulser et à la détruire; non pas en se contentant d'une tentative, mais en la réitérant jusqu'à l'entière expulsion des humeurs gâtées ou corrompues.

Eh quoi! les plus habiles praticiens, ceux que la renommée proclame comme les coryphée de la science, oseraient-ils bien contester la vérité d'un principe qu'ils consacrent journellement par leur conduite? Il n'en est pas un qui, à la suite d'une de ces maladies aiguës, ne fasse administrer à son malade, entré dans un état de convalescence, au moins une dose purgative. Pourquoi cette prescription? est-elle de rigueur? est-elle seulement de forme? non. En ordonnant la purgation, il reconnaît le principe. C'est qu'il faut achever d'expulser ce que la nature a laissé derrière soi. Or, pourquoi ne pas faire au commencement ce que l'on juge nécessaire à la fin de la maladie? La purgation agissant plus efficacement sur une plus grande quantité de matières corrompues, aurait fait un vide dont le malade aurait ressenti les heureux effets.

Oui, la cause des maladies, et de toutes les maladies, est là; et ce serait en vain qu'on irait la chercher ailleurs. J'en appelle à vos cautères, à vos sétons, à vos emplâtres vessicatoires, à vos synapismes. Pourquoi ces procédés? A quelle fin les employez-vous? N'est-ce pas à l'effet, non-seulement de détourner l'humeur, mais plus encore afin d'en procurer l'évacuation? Vous reconnaissez donc, malgré vous, la cause des maladies, telle que vous l'indique l'auteur du livre intitulé *la Médecine curative*. Eh! pourquoi rester en si beau chemin, et ne pas continuer de marcher d'un pas ferme dans la route que ses raisonnemens et ses observations vous indiquent? Avez-vous une autre route à suivre pour expulser la matière putride renfermée dans nos corps? Il y a peu de maladies aiguës qui résistent à un traitement de huit jours, quand il est bien ordonné. Combien de milliers de malades rendriez-vous à la santé et à la vie, si par un généreux effort sur vous-mêmes, vous aviez assez de force d'ame pour n'envisager que le bien de l'humanité, vous mettre au-dessus de vaines considérations, et abjurer ces formules gothiques que la routine a consacrées? Combien de bénédictions de tant de milliers de pupilles à qui vous rendriez un père! combien d'actions de grâces de la part de tant de mères de familles à qui vous rendriez un époux!

Mais, ô vaines et frivoles espérances! Dans le traitement des maladies, les médecins n'aiment pas la célérité, ni les marches expéditives, et moins encore une méthode qui déchire le voile mystérieux qui dérobait les secrets de l'art à un imbécile vulgaire. On continuera de haïr et de détester l'ami de l'humanité qui a mis la science à la portée de la multitude. On continuera de s'opposer à ce qu'elle guérisse sans l'intervention d'un médecin. On en viendra même jusqu'à persécuter l'auteur, les fauteurs, les partisans d'une méthode dont on connaît le mérite et l'efficacité. Je ne suis ni prophète, ni enfant de prophète; mais un peu plus tôt, un peu plus tard, plusieurs des ennemis de cette méthode en deviendront les plus zélés partisans; et l'on verra se ranger sous les drapeaux de la vérité les arrières-neveux de ces hommes qui la persécutent, ou qui n'ont pour elle que les sentimens d'un injuste dédain. Oui, avant deux générations écoulées, la France glorieuse et reconnaissante dira: *J'ai un grand homme de plus à citer*. Et cet homme, de son vivant, aura eu le sort des Galilée, des Colomb et des Descartes, les persécutions de l'envie.

Tel est et tel a toujours été le sort des grands hommes qui ont proclamé de grandes vérités. Elles n'ont pu se faire jour qu'à travers la bourasque des tempêtes, et ont toujours attiré sur eux tous les anathêmes de la jalousie. Mais ses fureurs redoublent quand, outre l'orgueil humilié, l'intérêt personnel se trouve également froissé. L'illustre *Fontenelle* a bien connu et apprécié les hommes, lorsqu'il a dit : *Je tiendrais toutes les vérités utiles dans ma main, que je me donnerais bien de garde d'ouvrir un doigt pour en laisser échapper une seule.*

Pourquoi ce langage ? Il craignait les méchans.

CHAPITRE X.

Inutilité des traitemens usités dans les maladies dites chroniques.

On appelle *maladies chroniques*, toutes celles dont l'existence se reporte à une époque plus ou moins ancienne, plus ou moins reculée. Cependant, on est convenu généralement d'appeler de ce nom toute maladie dont la durée excède le nombre de quarante jours. L'énumération des maladies connues sous cette dénomination, présenterait le tableau d'une nomenclature trop fastidieuse. Mais il importe de savoir que toute maladie chronique est le résultat d'une fluxion ou congestion humorale qui s'est déposée l'entement, et fixée dans quelqu'une des cavités du corps.

Ces sortes de maladies, quand elles sont anciennes, exigent un traitement beaucoup plus long, et qui doit être plus ou moins accéléré, selon l'état et la force du malade. Elles peuvent être regardées comme l'écueil contre lequel échoue et échouera tout praticien qui ne se rattache pas au systême de la purgation reproduite aussi fréquemment que le besoin semble l'exiger. Quoi de plus rare que la guérison d'un épileptique, d'un pulmonique reconnu tel par tous les gens de l'art. Ils ne tentent même pas la guérison du premier. S'ils sont appelés auprès d'un malade de de cette espèce, ils haussent les épaules, ils ont l'air de s'apitoyer sur sa situation, et déclarent franchement que cette maladie est du nombre de celles qu'on peut regarder comme incurables. A l'égard du second, ils sont un peu plus confians. Ils emploient les calmans, les adoucissans, et tout ce que peut administrer la médecine dite *palliative.* Les sirops de limon, de callebasse, le lait d'ânesse, les décoctions de liken, les bouillons de choux rouge, de mou de veau, les tisannes de pulmonaire (ainsi nommées à cause de la ressemblance qu'il y a entre les taches qui se trouvent sur les feuilles de cette plante et celles empreintes sur le poulmon). Quelle brillante, quelle solide analogie !

Mais, qu'on cite un seul malade guéri par ces vains palliatifs? A quoi aboutissent, pour l'ordinaire, les convocations des médecins les plus expérimentés ? A faire connaître l'état désespéré du malade, et l'absolue nullité des secours qui lui ont été administrés. Si dans un sujet aussi grave et aussi triste, il était permis d'égayer sa matière, on citerait des traits et des particularités qui tout à la fois feraient hausser le épaules et rire de pitié. Croirait-on que dans une de nos bonnes villes de France, Orléans, six graves docteurs ont été assemblés pour délibérer sur la situation alarmante d'un jeune malade, et que le résultat de la délibération a été qu'il fallait le faire coucher sur un lit de balle d'avoine (1). Comme ce lit d'un nouveau genre n'empêchait pas les progrès de la maladie, on convoqua une nouvelle assemblée, et là il fut arrêté que le malade irait à deux cents lieues de son domicile, passer la saison de l'hiver sous le beau ciel de *Montpellier*. Deux jours après, il n'était plus.

Si en place de tous ces sirops qui ne profitent qu'à l'apothicaire qui les fabrique ; si, moins esclave des préjugés de l'éducation, il eût prêté une oreille plus docile aux indications que l'amitié lui avait suggérées, peut-être vivrait-il encore ; mais il a voulu mourir selon les formes, et ses vœux ont été exaucés.

Cependant, tous les malades qui sont affligés de cette maladie ne se montrent pas esclaves au même degré des préjugés de l'éducation. On en voit en qui le désir d'obtenir la guérison l'emporte sur de puériles considérations, et qui, attaqués, soit d'épilepsie, soit de pulmonie, ou de toute autre maladie réputée incurable, ont le bon esprit de suivre de point en point le mode de traitement indiqué dans la *Médecine curative*, et jouissent aujourd'hui d'une santé robuste et vigoureuse. Qu'opposeront à des faits palpables, évidens, les ennemis de cette méthode ? Des diatribes, de vaines déclamations, de fades plaisanteries, des pointes depuis long-tems émoussées. Car telles sont les armes qu'emploient ordinairement les ennemis de

(1) La balle d'avoine est la paille légère que le vent emporte après qu'elle a été battue.

la vérité, quand il s'agit de la combattre. Lorsqu'on ne peut vaincre son ennemi en bataille rangée, on se contente de le harceler, de couper ses communications, d'intercepter ses convois de vivres, et c'est en quoi bon nombre de médecins de différentes villes de France ont déployé un merveilleux talent. Si leurs efforts n'ont pas été couronnés des plus brillans succès, ils ne pourront s'en prendre qu'à une réputation appuyée sur une base solide et qui brave les stylets de l'envie.

Il faut s'attendre à ce que grand nombre de nos médecins, sur les divers points de la France, crieront *à l'exagération*, *à la supposition des faits*, *à l'imposture*. Eh bien, s'ils demandent des faits, on leur en produira de bien prouvés, de bien authentiques, de bien incontestables. Au premier signal de leur part, Orléans seul en fournira par centaines.

CHAPITRE XI.

Exposition des principaux obstacles qui s'opposent à la propagation de cette méthode.

Le premier, le plus grand des obstacles, l'argument péremptoire et invincible, celui qu'on met sans cesse en avant, et dont on tire auprès du vulgaire le parti le plus avantageux, c'est que cette méthode, ainsi que les médicamens qu'elle prescrit, s'appliquent indistinctement à toutes les maladies, quelque soit leur dénomination, et sous quelques caractères qu'elles se présentent. Quand les médecins, partie intéressée à la décrier, ont répété ce vieil adage : *remède à tous maux, selle à tous chevaux*, ils croient avoir proclamé une grande vérité, et ils n'ont proféré qu'une sottise. D'après eux, on a adopté l'adage, et on n'a répété qu'une extravagance quand on en a fait l'application à la *médecine curative*. La panacée universelle, disent-ils, serait à la médecine ce que serait à la chimie la découverte de la pierre philosophale; en physique, le mouvement perpétuel; en mathématiques, la quadrature du cercle; en hydrographie, la détermination précise des longitudes en mer. Il n'y a que des charlatans et des fourbes qui se vantent d'avoir de véritables panacées. Telle est la profession de foi de tous les docteurs des trois derniers siècles. Ils l'ont consignée dans tous leurs écrits et fait répéter par toutes les bouches. Mais avant de prononcer d'un ton si tranchant et si dogmatique, oseraient-ils bien dire et affirmer que toutes les découvertes utiles sont faites; et qu'il n'en reste plus à faire? que, dans l'examen de cette importante question, ils ne se sont écartés en rien des règles que prescrit une saine logique; qu'ils ont lu attentivement l'ouvrage où est contenue cette doctrine; qu'ils ont comparé les idées entre elles, examiné si elles se repoussent, ou si elles se concilient. Telle est la route que suit tout homme qui se tient en garde contre les préjugés, afin de s'acheminer plus sûrement vers la recherche de la vérité.

D'abord, avant de répondre à ces imputations qui ne reposent sur aucune base solide, il est faux d'avancer que la marche de traitement soit la même dans les divers états de maladie. Il est bien vrai que le principe est fixe et immuable; mais le mode d'application varie en raison du siège de la maladie qu'on attaque avec les évacuans analogues. Les doses ne sont pas les mêmes; les degrés de force des évacuans sont différens selon les âges et les tempéramens. Tantôt la marche du traitement est rapide et accélérée, tantôt ralentie ou prolongée selon la violence de la maladie, ou le moins de tenacité des humeurs. Tel malade rétablit sa santé en quatre jours, tel autre en huit; et d'autres à qui plusieurs mois ne suffisent pas. Ces remèdes ne sont donc pas, ainsi qu'il plaît aux malintentionnés de les appeler, *une selle à tous chevaux.*

Ces observations une fois posées, la solution se rattache à une question simple et fondamentale. Répugne-t-il à la raison d'admettre que toutes nos maladies, quelque soit leur dénomination, procèdent d'une cause unique, telle que les matières gâtées et corrompues, renfermées dans le corps humain, en plus ou moindre quantité? il n'y a pas de répugnance là où il n'y a pas de contradiction : humeurs gâtées, produisant fermentation, dérangement, et par conséquent maladie, sont deux idées qui se concilient sans peine et qui ne se repoussent pas mutuellement. Tout homme accoutumé à réfléchir tant soit peu, comprendra cette vérité au premier abord.

De cette vérité qui porte sa preuve avec soi, passons à la seconde. Est-il contraire à la saine raison d'admettre qu'une cause unique puisse être attaquée et détruite par un seul et unique moyen? Faites voir que cette proposition est absurde, et la victoire est à vous; tout le systême médical de *Le Roy* s'écroûle sur lui-même. Le principe étant renversé, c'en est fait des conséquences. Mais comme l'intelligence humaine lie aisément ces deux idées, unité de cause dans les maladies, unité de moyen pour en detruire les suites ou les effets, il y a tout lieu de croire qu'on n'essaiera même pas à faire regarder comme impossible ce que l'esprit de l'homme conçoit sans peine comme sans efforts. C'est en vain que les ennemis de ces vérités lumineuses appelleraient à leur aide tout l'art des sophistes ; à force de vains subterfuges, ils pourraient peut-être répandre quelques nuages sur ce principe, mais la vérité, pour cela, n'en serait pas moins la vérité.

Remède à tous maux, selle à tous chevaux. Voilà donc ce que l'on donne pour une réfutation complète dans ces sociétés qui se piquent de lumières. C'est-à-dire qu'en place du raisonnement on substitue un chétif et misérable quolibet. Prenons-le cependant pour son poids et pour la valeur qu'on prétend lui donner. C'est, en bon français, l'équivalent d'une chose impossible. C'est dire que l'un n'est pas plus possible que l'autre. Serait-il donc au-dessus des facultés d'un artiste intelligent, de trouver, dans les ressources de son génie et de ses talens industriels, le moyen d'adapter au dos de nos superbes coursiers une selle qui pût parfaitement convenir à tous? Et celui qui aurait imaginé ou inventé ce que d'autres auraient inutilement tenté avant lui, n'aurait-il pas des droits justement acquis à l'admiration et à la reconnaissance de nos écuyers? Mais que ne doit-on pas à celui qui a trouvé, dans ses observations, ses méditations, ses recherches et ses expériences, un moyen expéditif, efficace pour guérir l'homme de ses infirmités, ou pour lui procurer un notable soulagement?

Oui, et nous aimons à le répéter, ce genre de traitement, convenablement appliqué, embrasse sans exception tous les genres, toutes les espèces de maladies auxquelles l'espèce humaine est malheureusement assujétie. Les citations et les témoignages viendront dans leur tems; mais amèneront-ils à la connaissance de la vérité des hommes qu'on peut appeler des aveugles et des sourds volontaires, qui, dans les sociétés et les cercles qu'ils fréquentent, croient avoir débité un aphorisme, lorsqu'ils ont dit, *cela n'est pas possible*? Et voilà les hommes qui se targuent du titre fastueux de dépositaires, de la science et de conservateurs des bons principes.

D'où vient cet homme nouveau qui prétend à lui seul renverser les anciennes doctrine ? Ne serait-ce pas une espèce d'intrus? à coup sûr c'est un faux frère, un homme qui voudrait qu'il n'y en eût que pour lui seul. (1)

Eh! que m'importe à moi, malade, et qui brûle d'envie de me guérir, que cet homme ait été affublé à Montpellier de la souquenille du cinique Rabelais? Que m'importe ses titres; je n'ai pas besoin, pour me guérir, d'une pancarte plus ou moins enjolivée. Est-ce à moi, malade, de les examiner, d'en demander l'exhibition? ceci est du ressort de l'autorité. Quand je suis malade, j'ai besoin d'un médecin qui me guérisse ou au moins qui me soulage, et je m'inquiète fort peu du reste; quand j'ai eu le bonheur de le rencontrer. Il n'a ni votre approbation ni vos suffrages.... s'il en jouissait, je crois que je l'en estimerais moins.

C'est un faux frére, soit ; mais il est l'ami de l'humanité. S'il perd d'un côté, il est amplement dédommagé de l'autre.

---

(1) Ces petites gentillesses ont été recueillies mot à mot de la bouche de médecins de différentes villes.

Il voudrait qu'il n'y en eût que pour lui. Eh quoi! vous avez donc juré d'être injustes jusqu'à la fin? Comme vous le jugez mal! il voudrait, au contraire, *qu'il n'y en eût que pour vous.* Il vous livre sa méthode; il vous met à découvert ses principes et ses moyens. Il vous fait, ainsi que le public, ses confidens intimes; il n'a aucun secret pour vous; il vous invite, à chaque page de son ouvrage, à suivre la voie qu'il vous indique, et vous n'en voulez rien faire. Est-ce sa faute, si vous montrez tant d'antipathie et d'opiniâtreté?

Combien de malades, dites-vous, ont fait usage de ces sortes de médicamens, et n'en ont pas été plus soulagés? Combien d'autres se sont trouvés dans un état pire qu'ils n'étaient auparavant?

Un malade sans principes fixes, sans expérience, ou dominé par de vaines frayeurs, soit qu'il les prenne en lui-même, soit qu'il les reçoive de ses alentours, substitue quelquefois sa volonté à celle de son médecin. Il éprouve dans l'action du remède une grande fatigue, un malaise; il se dégoûte; il ne veut plus suivre la marche du traitement telle qu'elle est indiquée. Est-il étonnant, après cela, qu'il n'obtienne pas la guérison qu'il désire? il peut arriver même que la secousse ait occasionné un ébranlement, un déplacement dans les humeurs. Lorsque ces mêmes humeurs ne sont pas évacuées, il n'est nullement étonnant que le malade ne se trouve dans une situation pire que la première. Mais à quoi attribuer ces fâcheux résultats? N'est-ce pas à celui qui, par son entêtement et son indocilité, a prouvé à son médecin qu'il était peu digne des soins et des bons avis qu'il lui a donnés.

Mais, quand une fois on y a eu recours, il faut sans cesse y revenir, dites-vous encore.

En principe général, la plupart des malades qui se traitent d'après cette méthode sont des personnes à l'égard desquelles ont été épuisées toutes les ressources des médecins et de la médecine ordinaire ; des hommes dont le tempérament est épuisé par les saignées, les sangsues, par les bains réitérés et autres moyens plus ou moins préjudiciables ; tous malades qui ne présentent que de bien faibles ressources au praticien qui cède au désir de leur être utile : et l'on voudrait qu'en cet état à demi désespéré, il créât ce qui n'est plus, qu'il donnât du sang à celui qui l'a perdu par la morsure des sangsues qui s'en sont gonflées. N'est-ce pas exiger l'impossible? Est-il étonnant, après cela, qu'un corps délabré ne soit plus capable de recouvrer une santé robuste, telle qu'aurait droit de l'attendre celui qui n'aurait pas subi ces cruelles épreuves?

Il faut y revenir. Oui, toutes les fois que le besoin l'exige. Quel plus grand, quel plus précieux avantage, que d'obtenir un allégement à ses souffrances, quand on ne peut obtenir une guérison radicale? Eh! combien parmi ces êtres souffrans, passent des années entières sans être obligés d'y recourir? Ne vaut-il pas mieux s'assujétir à prendre par mois trois ou quatre doses qui ne dérangent en rien les occupations ordinaires, que de descendre prématurément au tombeau? Il faut y revenir! mais quel motif pousse le malade à cette action. Il le trouve en lui-même ; c'est parce qu'il a éprouvé un sensible, un notable soulagement. Mais, qui l'a traité auparavant? De quelles mains sortait-il? de vôtres. Et il n'a donné sa confiance à cette méthode qu'après avoir connu par sa propre expérience et son extrême lassitude, l'inutilité des secours que vous lui aviez administrés. Convenez donc que votre système de détraction n'a pour base que l'inconséquence et l'injustice.

CHAPITRE XII.

Combien il importerait à l'autorité de prendre en considération cette précieuse découverte.

Il est plus que douteux que cet opuscule tombe jamais entre les mains de quelqu'un des principaux agens du pouvoir; et dans la supposition contraire, y donneraient-ils l'attention qu'exige un si important sujet? Comment se déterminer à faire diversion avec des occupations qui se rattachent à des objets de la plus haute importance? Ne serait-ce pas équivalemment manquer à sa dignité que de donner son attention à une prétendue découverte, qui probablement ressemble à tant d'autres qui n'ont pu supporter l'examen? Tant et tant de fois l'autorité a été dupe de son zèle pour les découvertes prétendues utiles! son amour pour l'humanité a été déjoué tant de fois, qu'elle a les motifs les plus plausibles et les plus légitimes pour se tenir en garde contre l'esprit d'innovation et repousser les nouvelles doctrines.

Telle sera la première réflexion qui naîtra dans l'esprit des hommes en place qui veulent sincèrement le bonheur de leurs semblables. Mais habitués qu'ils sont à ne voir les objets qu'en grand et à dédaigner les menus détails; circonvenus par les préjugés de l'éducation, dont les racines sont si profondes; prévenus outre mesure en faveur de tel ou tel praticien à qui ils ont accordé leur confiance, et dont les paroles sont pour eux comme autant d'oracles, ils regarderont comme au-dessous de la dignité de leurs emplois toute démarche tendant à constater la vérité des faits. On en a même vu (tant est puissant l'ascendant des préjugés et des considérations humaines) qui, témoins de guérisons surprenantes, opérées sous leurs yeux et dans leur propre maison, n'ont fait aucun effort pour sortir d'une indifférence dont ont été les victimes les dignes objets de leur affection et de leur amour.

Il est donc arrêté que les vérités qui se rattachent de si près au bonheur et à la conservation de l'espèce sont condamnées à être repoussées par ceux à qui il importerait le plus de les accueillir et de leur rendre hommage? non; tôt ou tard il s'élèvera une ame forte, dominée par un grand amour du vrai, supérieure à toutes ces vaines considérations, qui ne sont propres qu'à retarder la marche des connaissances utiles. La Providence permettra, pour le bonheur de l'espèce humaine, que quelque puissant du siècle, attaqué d'une maladie contre laquelle auront échoué les traitemens ordinaires, recouvre une santé stable et solide par le bienfait de cette méthode. Alors, les préjugés se dissiperont, et l'on étudiera avec ardeur un système simple comme la nature, également à la portée du savant comme de l'ignorant; et les riches du siècle seront, pour tant d'êtres affligés et souffrans, les dignes représentans du Samaritain de l'Évangile.

Alors, nos hôpitaux, soit civils, soit militaires, ces établissemens si utiles en eux-mêmes, mais si onéreux à l'état, trouveraient une économie considérable dans leurs dépenses, et l'avantage plus précieux encore, d'employer un moyen prompt et efficace, pour rendre, en peu de jours, à la santé et à la vie tant d'infortunés qu'on y voit languir pendant des mois entiers, et ne sortir de là que pour aller au tombeau.

Alors, les habitans des campagnes, si délaissés dans leurs infirmités, et qui, faute de moyens, périssent le plus souvent sans secours, sous la direction d'un pasteur charitable ou de toute autre personne intelligente, recouvreraient une santé si précieuse, et si désirable pour eux et pour leur famille.

Alors, on verrait disparaître de nos tableaux de statistique ces résultats si affligeans, et auxquels jusqu'ici on n'a point songé à remédier. Depuis des siècles, l'expérience prouve que, sur mille enfans nés en même tems sur divers points de la France, avant dix ans écoulés, cinq cents ont été moissonnés, ou au berceau, ou dans les premières années de leur enfance. Cette méthode, appliquée aux premiers âges de la vie, a été, et est journellement couronnée des plus étonnans succès. Combien de familles ne pourrait-on pas citer qui ne doivent la conservation de leurs enfans qu'à l'usage bien dirigé qu'ils ont fait des médicamens qu'elle prescrit, et bénissent la Providence d'avoir mis sous leurs mains cette précieuse découverte?

Alors, le grand but que doit se proposer le chef de tout gouvernement sage sera suffisamment atteint, la conservation de l'espèce, en quoi consiste spécialement la force et la vigueur de l'État. Tant de jeunes victimes de la mort, moissonnés à l'aurore de la vie, parviendront jusqu'à son déclin; et les générations futures béniront un jour celui à qui, après l'auteur de la nature, ils seront redevables de leur existence.

CONCLUSION.

De tout tems les grandes vérités ne se sont fait jour qu'à travers les plus grands obstacles. Socrate fut condamné à boire la ciguë pour avoir enseigné l'unité d'un dieu. Harvey encourut la disgrâce de ses souverains Jacques I.er et Charles I, pour avoir découvert et enseigné la circulation du sang; et ses plus grands ennemis furent ceux qui exerçaient la même profession que lui. A quoi ne doit pas s'attendre le médecin *Le Roy*, qui renverse de fond en comble les vains systèmes des prétendus *virtuoses* dans l'art de guérir, pour y substituer une méthode simple comme la nature? son apologiste et lui doivent s'attendre à voir décocher contre eux tous les traits de l'ignorance et de la calomnie. Mais fort du témoignage de sa conscience et de la reconnaissance de plus de cent mille de ses concitoyens qu'il a arrachés des bras de la mort, son ame forte et courageuse plaindra l'aveuglément de ses antagonistes, et celui de tant de milliers de malades victimes d'une aveugle crédulité.

ERRATA.

Page 15, ligne 12, *sont unis*; lisez, *sont mus*.

www.ingramcontent.com/pod-product-compliance
Lightning Source LLC
LaVergne TN
LVHW050428160826
845677LV00002BA/598

* 9 7 8 2 3 2 9 6 8 4 2 5 3 *